Cómo Sanar el Trauma Familiar

Técnicas Sencillas para Liberarte de las Heridas Heredadas, Soltar el Equipaje Emocional del Pasado y Crear un Futuro Positivo, sin Culpa

Logan Mind

© DERECHOS DE AUTOR 2024 - TODOS LOS DERECHOS RESERVADOS..4

¡Un Regalo para Ti! 5

¡Ayúdame! 7

¡Únete a mi equipo de reseñas! 8

Introducción 9

Capítulo 1: Comprendiendo el Trauma Familiar 12

Capítulo 2: La ciencia detrás del trauma heredado 21

Capítulo 3: Identificando los Patrones de Trauma Familiar 31

Capítulo 4: El Lenguaje del Trauma Heredado 41

Capítulo 5: El Enfoque del Lenguaje Núcleo 50

Capítulo 6: Liberando la Carga Emocional 61

Capítulo 7: Sanando al Niño Interior 72

Capítulo 8: Transformando las relaciones familiares 83

Capítulo 9: Liberándose de las Creencias Limitantes 95

Capítulo 10: Desarrollando la Resiliencia Emocional 107

Capítulo 11: Recuperando Tu Poder Personal 119

Capítulo 12: Abordando la separación y los patrones de relación 131

Capítulo 13: Creando un Futuro Positivo.. 143

Para concluir 154

¡Únete a mi equipo de reseñas!... 157

¡Ayúdame!... 158

© DERECHOS DE AUTOR 2024 - TODOS LOS DERECHOS RESERVADOS.

El contenido de este libro no puede ser reproducido, duplicado o transmitido sin el permiso escrito directo del autor o del editor. Bajo ninguna circunstancia se atribuirá responsabilidad legal o culpa al editor o al autor por cualquier daño, reparación o pérdida monetaria debido a la información contenida en este libro, ya sea directa o indirectamente.

AVISO LEGAL:

Este libro está protegido por derechos de autor. Es solo para uso personal.

No se puede modificar, distribuir, vender, usar, citar o parafrasear ninguna parte o el contenido de este libro sin el consentimiento del autor o del editor.

¡Un Regalo para Ti!

Inteligencia Emocional para el Éxito Social

Aquí está lo que encontrarás en el **libro**:

- Cómo aumentar tu inteligencia emocional para mejorar tus **relaciones**.
- Estrategias prácticas para gestionar tus **emociones** de manera efectiva.
- Técnicas para desarrollar **habilidades** sociales que te ayudarán en tu vida personal y profesional.

Simplemente haz clic o sigue el siguiente enlace para obtener tu libro **gratuito**:

https://pxl.to/loganmindfreebook

¡Descarga tus 3 EXTRAS GRATIS también!

Estos extras son recursos complementarios ideales para maximizar el **valor** que sacarás del libro. Aprovecha al máximo estas herramientas adicionales para profundizar aún más en el **aprendizaje** y desarrollo personal.

Los extras son:

• Un PDF práctico descargable con el Desafío de 21 Días para el libro.

• El texto "101+ Mensajes de Amor Propio y Compasión" ya está en inglés. No requiere traducción.

• Identificando y Rompiendo Patrones **Negativos**.

Simplemente haz clic o sigue el siguiente enlace para obtener acceso instantáneo a los **extras**:

https://pxl.to/9-hthfft-lm-extras

¡Ayúdame!

Cuando termines de leer, me gustaría pedirte un pequeño favor.

Apoyar a un autor independiente es apoyar un **sueño**.

Si quedaste satisfecho con este libro, te agradecería enormemente si pudieras dejar una **reseña** honesta en el enlace que aparece más abajo.

Las opiniones *positivas* no solo impulsan mi **pasión** por escribir, sino que también ayudan a otros posibles lectores a encontrar este libro. Si tienes algunas sugerencias para **mejoras**, por favor, envíame un correo electrónico a los contactos que puedes encontrar en el mismo enlace.

Alternativamente, puedes escanear el código QR y encontrar el enlace después de seleccionar tu **libro**.

Tu voz tiene un impacto enorme, y solo toma unos segundos.

Visita este enlace para dejar una reseña:

https://pxl.to/9-hthfft-lm-review

¡Únete a mi equipo de reseñas!

Hola querido lector,

Gracias por estar **disfrutando** de mi libro. Quiero invitarte a unirte a mi equipo de reseñas. Si te **gustan** los libros y disfrutas dando tu opinión, te ofrezco una copia **gratuita** de mi próxima obra a cambio de una reseña honesta. Esta **retroalimentación** es de gran importancia para mí.

¿Qué es el equipo ARC?

El equipo ARC (Copia Anticipada para Reseñas) te permite **recibir** mis libros antes que nadie y darme tu valiosa opinión.

Para unirte al equipo ARC:

• Haz clic en "Join Review Team"

• Regístrate en BookSprout

• Recibe **notificaciones** cada vez que publique un nuevo libro

Echa un vistazo al equipo en este enlace:

https://pxl.to/loganmindteam

Introducción

¿Por qué parece que siempre **arrastras** los mismos problemas, una y otra vez? Piensa en eso. Todas esas viejas **heridas** y comportamientos que no te puedes sacudir, esos **conflictos** familiares que te dejan un mal sabor de boca. Sí, es frustrante. Pero tengo buenas noticias para ti: hay salida.

Entonces, ¿qué tenemos aquí? Voy a mostrarte técnicas simples que te ayudarán a **liberarte** de esas heridas familiares heredadas. Lo sé, suena como una tarea titánica, ¿verdad? Pero no tiene por qué serlo. Al aprender a identificar y dejar ir esa carga emocional del pasado, puedes crear un futuro más positivo sin sentir culpa por lo que dejas atrás.

Déjame hablarte un poco sobre mí. Soy un tipo de aquí de Nueva York, apasionado por cómo nos comunicamos y nos entendemos unos a otros. Durante años he trabajado con personas de todo tipo, desde ejecutivos de grandes empresas hasta amigos cercanos, ayudándoles a cambiar su manera de pensar y de vivir. Combino mis conocimientos de psicología y filosofía en mi escritura y en la manera en que entreno a otros. No estoy aquí solo para hablar; quiero verte libre y con poder sobre tu vida.

Todo esto está basado en algo real y concreto. La ciencia ha demostrado que los **traumas** pueden heredarse; están en nuestra biología, en cómo reaccionamos al estrés, en los patrones que repetimos sin siquiera darnos cuenta. Esta situación impacta nuestro bienestar de muchas formas, afectando nuestras relaciones, nuestra salud mental y cómo nos vemos a nosotros mismos. Así que te preguntarás, ¿cómo rompemos este ciclo? Para romper de verdad con estos patrones, tenemos que entender de dónde vienen. Es como desenredar una madeja bien enredada. No te preocupes; no estarás solo en esto.

Quizás pienses, "Sí, pero mis problemas son únicos, y realmente dudo que algo tan general me ayude." Es normal sentir esa duda. Pero en este libro vas a encontrar ejercicios y métodos concretos y prácticos que están hechos para adaptarse a tu situación única. No te obligaré a hacer malabares extremos ni cosas sin sentido. En cambio, te guiaré paso a paso para que puedas empezar a reconocer esos patrones y, finalmente, liberarte de ellos.

Ahora, hablemos de los problemas principales. Por un lado, está el peso de la culpa; a veces sientes que al dejar ir viejas heridas estás traicionando a tu familia. Nada más lejos de la verdad. Aprender a **perdonar**, tanto a tus seres queridos como a ti mismo, es una de las piezas clave en este proceso. También está el miedo: miedo a cambiar, a lo desconocido, a redefinir quién eres sin ese bagaje emocional. Nadie dijo que sería fácil, pero es factible y necesario.

Probablemente también dudes de cuánto puede cambiar realmente si tus relaciones familiares no mejoran. Eso es entendible. Es cierto que no puedes cambiar a otros, pero cambiarte a ti mismo ya es un gran avance. Establecer límites saludables, mejorar la comunicación y romper conflictos no resueltos puede parecer difícil al principio, pero muchos antes que tú lo han logrado y tú también puedes.

Me gustaría que te llevaras esto: puedes crear una vida diferente y más positiva. No importa cuán profundas sean las heridas que llevas o cuán complicadas sean tus relaciones familiares. Este libro es como una guía para ayudarte a entender, trabajar y **sanar** esas heridas. La clave está en reconocer esos patrones invisibles que te afectan, y tomar pequeñas decisiones diarias que te lleven hacia donde quieres estar. No tienes culpa, tienes el derecho de ser feliz y libre.

A lo largo de estas páginas, verás que hablo como si estuviera a tu lado, porque en cierto modo, eso es lo que quiero que sientas. Este es tu tiempo, tu espacio para sanarte y avanzar. Te invito a que te sumerjas en esta lectura con la mente abierta y con el corazón dispuesto a dejar ir lo que ya no te sirve.

Tienes la capacidad de **cambiar** tu vida, no lo olvides. Este libro es solo el comienzo del proceso. Estoy aquí para acompañarte en cada paso del camino. ¡Vamos, que el viaje hacia un futuro más positivo empieza ahora!

Capítulo 1: Comprendiendo el Trauma Familiar

¿Alguna vez has sentido la sombra de un **dolor** que no puedes explicar? Yo lo sentí por años sin saber de dónde venía. Aquí estás, con la oportunidad de **desenterrar** y entender todo eso que parece heredado más allá de genes y tradiciones. Este capítulo no es solo información; es un **espejo** donde podrías verte reflejado. Lo vamos a hacer sencillo, como si estuviéramos charlando tú y yo en una tarde tranquila. Vas a reconocer esas **heridas** invisibles que pesan, cómo afectan tu **bienestar** y cómo romper con esos ciclos dolorosos que parece que no terminan nunca.

Así que prepara tu **mente** - no te voy a prometer respuestas mágicas, pero sí algunas pistas que iluminan tu camino. Prepárate para empezar un **proceso** que te dejará con más preguntas que respuestas... y tal vez, un **enfoque** nuevo para lidiar con lo que pasaste y lo que quieres dejar atrás.

La Naturaleza del Trauma Familiar

El **trauma** familiar es ese tipo de dolor que llevas desde los tiempos de tus abuelos y quizá más atrás. Es una mezcla de recuerdos dolorosos, **emociones** reprimidas y conductas que aparecen casi sin darte cuenta. Este tipo de trauma no solo te afecta a ti, sino a todo tu grupo familiar. Se siente en el ambiente de la casa y muchas veces, hasta en los silencios incómodos entre la familia.

Cuando el trauma familiar está presente, notas sus efectos en cómo te sientes día a día. Puedes sentirte triste sin razón aparente, o tal vez tienes esas emociones que surgen cuando menos te lo esperas. Esta **angustia** continua puede hacerte sentir inseguro, irritable o atrapado en rutinas que no te benefician. Además, puede mantenerte alejado de las relaciones que quieres, limitándote a vivir con ese peso emocional que parece imposible de liberar.

Pero el **impacto** de un trauma familiar no se detiene ahí. Al final de cuentas, este tipo de dolor se filtra en casi todas las áreas de tu vida. Algunas personas lo materializan en su salud física—enfermedades o malestares que no desaparecen. Otras lo notan en sus estados de ánimo y, peor aún, en sus relaciones con los demás. Te das cuenta de que repites ciclos que no entiendes y que parecen tan viejos como tu misma familia.

Hablemos de cómo este trauma se pasa de una **generación** a otra. No es una cosa inmediata ni siempre evidente. Se transmite poco a poco, como un río silencioso que corre debajo de la tierra, en comportamientos, creencias, y patrones emocionales. Si tus abuelos o padres han vivido en un ambiente de miedo, tristeza o enojo, esas emociones se pueden convertir en parte de cómo respondes ante el mundo.

Por eso es común que repitas **reacciones** o sentimientos sin saber exactamente por qué. Se cuelan en cómo te relacionas con tus hijos o pareja y en decisiones importantes de tu vida. Tal vez evitabas ciertas conversaciones porque en tu casa, hablar de sentimientos no se daba nunca. O quizás tiendes a sentirte no lo suficientemente bueno porque eso era lo que siempre escuchabas en casa.

Y lo problemático es cuando las **heridas** no se desvanecen ni se curan. Se quedan, afectando también a las siguientes generaciones. Tus hijos empiezan a notar esos ciclos repetitivos, y sin querer, comienzan a imitar esos gestos y actitudes marcados por el trauma. Esto puede hacer que la tristeza y el conflicto continúen, como un círculo vicioso que no se detiene.

Podemos concluir que dejar este trauma sin resolver toca más que tu salud emocional. Como una sombra que siempre está ahí, marca tu vida en aspectos claves. Un trauma familiar sin tratar puede mostrar su cara fea en tus relaciones, haciendo difícil conectar honestamente con otros. Imagina vivir con constante desconfianza o miedo a ser lastimado debido a dolores recibidos de generaciones anteriores. También podría frenar tu desarrollo personal, manteniéndote en un lugar seguro pero poco satisfactorio.

En fin, **sanar** estas dificultades intergeneracionales lleva tiempo, y empieza con reconocer que tienen un impacto. Al hacer consciente este pasado doloroso, puedes, poco a poco, empezar a trabajar en tus emociones y patrones. Poco a poco, podrías transformar, si no curar del todo—ya que a veces ese pasado pesado no se va tan fácilmente.

Reconociendo señales de trauma heredado

Hablar del **trauma** familiar heredado no es fácil, pero entenderlo es el primer paso para sanar. Este tipo de trauma puede manifestarse de muchas formas, impactando tus **emociones**, conducta y cuerpo. Cosas como la ansiedad, depresión, ira o tristeza profunda pueden ser indicios de algo que viene de tus antepasados. Pero también puede verse en comportamientos autodestructivos, como adicciones o problemas de convivencia. Y no puedes olvidar los efectos físicos, como dolores crónicos o problemas de sueño. Tal vez tengas síntomas que parecen no tener explicación, pero la clave está en mirar hacia atrás en tu **historia** familiar.

Tomemos un momento para hablar de los "ecos emocionales". Estos son como fantasmas del pasado que se manifiestan en el presente, reflejando problemas no resueltos de generaciones anteriores. Son esos patrones de comportamiento y emociones que, sin darte cuenta, repites una y otra vez. ¿Alguna vez te has preguntado por qué ciertas situaciones te afectan tanto? Bueno, podría ser que estés cargando con los conflictos y penas de tus abuelos o bisabuelos.

Justo aquí es donde debes prestar atención a identificar estos **patrones** y temas recurrentes. Empieza observando tu vida y tus relaciones. ¿Hay ciclos de abuso, abandono o conflictos financieros que se repiten en la familia? Estos no son coincidencia. Al reconocer estos ciclos, puedes empezar a romperlos y sanar. Es como tener un mapa del camino; una vez que sabes dónde están los obstáculos, es más fácil evitarlos.

Para hacer esto, intenta hacer una lista de **eventos** significativos en la historia de tu familia y cómo se podrían relacionar con tus propios desafíos. No solo ayuda a traer claridad, sino también a darte cuenta de que no estás solo en estas experiencias; tus ancestros también lucharon con estas sombras. Compartir estas historias puede ser terapéutico y te permite encontrar conexiones más profundas con tu propia identidad.

En resumen, reconocer los signos de un trauma heredado no solo es posible, sino esencial para tu proceso de **liberación** personal. Es tomar el pasado y darle un lugar en tu presente, pero sin dejar que controle tu futuro. Cada paso en el descubrimiento te acerca más a una vida más plena y consciente, libre de las cadenas invisibles del ayer.

¿Te has puesto a pensar en la frecuencia de estos "ecos emocionales" en tus emociones diarias? Puede sonar un poco místico, pero tiene una base muy real. Los problemas y luchas no desaparecen mágicamente con el paso del tiempo; encuentran formas de arraigarse en tus dinámicas familiares y personales. Reflexiona sobre tu **ansiedad** y de dónde proviene, busca respuestas en historias que quizás ni sabías que existían y reconoce la necesidad de sanar, tanto para ti como para futuras generaciones.

Entiende tus emociones. Conócete. Es hora de desentrañar estos ecos y cambiar el curso, para que los siguientes puedan vivir libres de esas **cadenas**.

El Impacto en el Bienestar Personal

Bueno, hablemos del **trauma** heredado y cómo puede afectarte. La verdad es que el trauma de nuestros padres y abuelos puede seguir vivo en ti, aunque no siempre lo notes. De repente te sientes **ansioso** sin razón, o caes en una tristeza profunda. Puede parecer que eso no tenga ninguna causa directa en tu vida actual, pero a veces viene de capas y más capas de trauma pasado que se arrastra hasta ti.

Pero, ¿cómo influye este trauma heredado en tu salud mental? Para empezar, la **ansiedad** puede ser un gran problema. No es raro que, aunque no haya una amenaza inmediata, sientas esa sensación de peligro constante. Es como si tu cuerpo estuviera en alerta roja todo el tiempo. Causa conflictos internos, porque tu mente dice que todo está bien, pero tu cuerpo no recibe ese mensaje.

Además, la **depresión** a menudo está ahí, como una nube negra que nunca se disipa del todo. Tal vez no conectes tu estado de ánimo al pasado familiar, porque simplemente parece que así son las cosas. Esa desesperanza se cuela y sientes una carga emocional inmensa, sin darte cuenta de que viene de esa historia no resuelta. Y no olvidemos los problemas de **autoestima** y autoimagen. Crecer con esa mochila pesada afecta cómo te ves a ti mismo. A veces, te miras en el espejo y no te reconoces, pensando que no eres lo suficientemente bueno o valioso, fruto de estos traumas no resueltos.

De allí, cómo el trauma familiar no resuelto puede afectar tu formación de **identidad** y decisiones de vida. Cuando creces en un entorno lleno de conflictos y trauma, es difícil formar una identidad sólida. Confundes lo que esperan de ti con lo que realmente deseas. Las decisiones, grandes y pequeñas, se vuelven una encrucijada porque siempre hay un bagaje emocional arrastrándote.

Muchas veces, llegas a renunciar a tus **sueños** por el miedo al fracaso o a repetir errores del pasado. O tomas decisiones que, mirando en retrospectiva, notas que no eran exactamente tuyas, sino imposiciones sutiles heredadas. Esto crea un círculo vicioso donde es difícil romper y comenzar nuevos patrones. Y estás ahí, buscando tu lugar, pero sintiendo, una y otra vez, que algo te ata al pasado de tu familia. No es fácil ver esto sin ayuda, y a veces todo lo que se necesita es una introspección honesta para empezar a sanar.

Incluso más, el concepto de "vínculo traumático" es crucial. Es una conexión fuerte, no saludable, que te hace permanecer en **relaciones** dañinas. Un vínculo que parece amor, pero está salpicado de abuso o control. Este lazo hace que pongas a otros por encima de ti, descuidando tus propios límites.

Por ejemplo, puede que no seas tan claro en decir "no" cuando es necesario, por miedo a ser abandonado o rechazado. Si no pones límites, tus relaciones tienden a ir mal. Es vital entender este círculo. Porque saber de dónde viene es la mitad del camino hacia solucionarlo.

Entonces, cerrar esos ciclos y empezar a conocerte de verdad ayudará no solo a ti, también a las futuras generaciones. Sí tienes voz, poder y herramientas. Es el momento en que levantas esa carga, el camino a un futuro mejor empieza con **conciencia** y amor a ti mismo.

Rompiendo el Ciclo de las Heridas Generacionales

Vamos a empezar hablando del concepto de "**sanación** informada por el trauma". Aunque suene complejo, es bastante sencillo. Básicamente, significa entender cómo las experiencias dolorosas del pasado afectan tu salud emocional y cómo puedes sanar a partir de ese entendimiento. La clave está en ser consciente de que el **trauma** no solo te afecta a ti, sino que también impacta a tu familia y generaciones futuras.

Entonces, ¿cómo ayuda este concepto a romper los ciclos generacionales? Imagina que tus heridas de hoy son cicatrices de pasados no cerrados. Te das cuenta de que no estás solo en esto, y que tus ancestros también lidiaron con sus propias luchas. Al entender esto, puedes empezar a curar colectivamente, en lugar de seguir pasando esa carga a tus hijos y nietos.

Pero, claro, no basta solo con entender. Hay que ponerlo en práctica. Aquí es donde entra en juego la **autoconciencia**. Ser autoconsciente significa mirarte al espejo y reconocer tus patrones, tus reacciones y tus automatismos. Sí, esos que te hacen perder la paciencia en un segundo o repetir conductas que odias, pero que no sabes cómo dejar atrás.

La **elección** consciente es el otro lado de la moneda. Escoger cómo reaccionas en lugar de dejar que el "piloto automático" tome el control. Imagínate estar en una encrucijada y, en lugar de seguir el camino conocido que siempre te lleva al mismo lugar, decides probar una nueva ruta. Esa elección no siempre es fácil. Requiere valentía para romper con lo conocido, incluso si lo conocido es doloroso. Pero en esa valentía reside la libertad.

Y después de haberte hecho consciente y haber tomado acciones, es hora de "reescribir" las narrativas familiares. Esto es más sencillo de lo que suena. Las **historias** familiares son esas leyendas que pasan de boca en boca, muchas veces llenas de tristeza, pérdidas y sacrificios. Cambiar esa narrativa no significa olvidar, sino reinterpretar esas historias con una perspectiva de enseñanza y **crecimiento**.

Habla de tus experiencias de una manera que te empodere, y no que te victimice. Por ejemplo, en lugar de decir "nunca tendré éxito porque siempre he fracasado," empieza a contar "he tenido muchos retos, pero también he aprendido cómo levantarme después de las caídas." Este cambio en la narrativa no solo ayuda a sanar, sino que también infunde **esperanza** y fuerza a futuras generaciones.

Así que todo comienza con la sanación informada por el trauma, pasa por la autoconciencia y la elección consciente, y culmina en reescribir tus historias. Es un ciclo, pero uno saludable. Un ciclo de **sanación**. Cada etapa es una pieza de un todo mayor. Cada paso te acerca más a un futuro donde no eres prisionero del pasado, sino arquitecto de tu destino.

En conclusión

Este capítulo se ha dedicado a desglosar el **concepto** de trauma familiar y su **impacto** en tu vida. Has aprendido que el trauma familiar no es solo un conjunto de eventos del pasado, sino algo vivo que puede influir en tus emociones, **comportamientos** y relaciones diarias.

Es importante que recuerdes la idea de trauma familiar y cómo afecta al **bienestar** individual y colectivo. También has visto cómo se da la transmisión intergeneracional del trauma a través de comportamientos, creencias y patrones emocionales. Ahora sabes que el trauma no resuelto puede aparecer en distintas áreas de tu vida, como relaciones y **desarrollo** personal.

Has conocido maneras comunes de identificar el trauma familiar heredado, como los "ecos emocionales". Además, has explorado la **conexión** entre el trauma heredado y problemas de salud mental como la ansiedad y la depresión.

Al aplicar lo aprendido en este capítulo, tienes una oportunidad valiosa para mejorar tu bienestar y el de tu familia. Usa esta **información** para reconocer patrones, fomentar la **curación** y construir un futuro lleno de posibilidades y sin cargas emocionales del pasado. ¡Tú tienes el poder de romper el ciclo y crear un cambio positivo!

Capítulo 2: La ciencia detrás del trauma heredado

¿Has sentido alguna vez una **tristeza** que no puedes explicar? Me pasó eso una vez, y comenzó todo mi interés en qué podría estar pasando. En este capítulo, te invito a **descubrir** cuán profundamente llegamos a estar conectados con las **experiencias** de nuestras familias. Aquí aprenderás cosas que cambiarán la manera en que entiendes tus propias respuestas y **emociones**.

Vamos a hablar de cómo los **traumas** pasados no solo se quedan en el pasado sino también pueden influir en tu vida. Sí, lo que vivieron tus abuelos puede afectarte. Hablaremos de cómo el **sistema nervioso** responde y cómo este lleva ciertos "trucos" a través de generaciones.

Así que, si alguna vez te has preguntado por qué te sientes de cierta manera sin una razón clara, este capítulo te dará una mirada a las raíces de esos **sentimientos**. Prometo que cada página despertará más tu **curiosidad**... Vamos juntos en este viaje de descubrimiento.

Epigenética y Transmisión del Trauma

Voy a hablarte de un tema fascinante y real: cómo nuestro **ADN** no es el único responsable de quienes somos. Hay algo más en juego llamado **epigenética**. La epigenética estudia cómo ciertos factores pueden influir en la expresión de nuestros genes sin cambiar la secuencia de ADN en sí. Esto es increíble porque aunque naces con un conjunto de genes, la forma en que se expresan puede cambiar debido a diversos factores del entorno.

Imagina que tu ADN es como un libro de recetas. La epigenética es como las notas que vas añadiendo al margen, con instrucciones sobre cuándo y cómo usar las recetas sin cambiar lo que está escrito. Por eso, aunque la receta (tu ADN) no cambie, las notas (marcas epigenéticas) pueden hacer que cocines el plato de manera diferente.

Pasas mucho a tus hijos más allá de tu nariz o el color de tus ojos. Pasas experiencias, miedos y **traumas** de una forma que la ciencia apenas empieza a entender. La epigenética muestra cómo eventos traumáticos pueden cambiar la forma en que tus genes se expresan. Entonces, aunque no cambie la estructura del ADN, el trauma vivido puede ser marcado epigenéticamente y transmitirse a las siguientes **generaciones**.

Ahora bien, los factores **ambientales** tienen un papel crucial aquí. Situaciones como estrés, malnutrición o incluso el entorno donde vives pueden hacer que tus genes se "enciendan" o "apaguen". Aquí no estamos hablando de cambiar el ADN en sí, sino de alterar cómo se lee. Es como si tu libro de recetas tuviera unas páginas que solo se pueden leer bajo ciertas luces.

Esta idea de que el ambiente afecta tu salud y bienestar sin modificar tu ADN es poderosa. Piensa en la sala de tu casa: según cómo esté dispuesta, colores, luz y decoración afectarán tu ánimo sin cambiar el espacio físico. Pasa igual con nuestros genes.

En estudios recientes, científicos han observado efectos del trauma que se extienden a varias generaciones. Por ejemplo, en la población judía cuyos antepasados vivieron el Holocausto, se han encontrado marcas epigenéticas asociadas al **trauma** incluso en nietos de los sobrevivientes. Lo mismo con descendientes de personas que vivieron hambrunas extremas en diferentes partes del mundo.

El estudio en ratones también ha demostrado que los traumas pueden heredarse. Se expuso a ratones a un olor específico al mismo tiempo que se les provocaba una pequeña descarga eléctrica, creando una asociación de miedo al olor. Lo impresionante es que las crías de estos ratones, que nunca habían experimentado el olor ni la descarga, también mostraban miedo al mismo olor.

Todo esto sugiere que algunos traumas se integran tan profundamente que no se limitan a una generación. La **ciencia** aún no tiene todas las respuestas, pero cada estudio abre una nueva ventana a entender mejor este fenómeno.

Entonces, la epigenética está demostrando que no solo llevas el ADN de tus padres, sino también experiencias que ellos ni siquiera recuerdan. Es un viaje profundo y misterioso que apenas comenzamos a descubrir, recordándote que eres más que una simple suma de tus partes biológicas. Aquí deja mucho qué pensar sobre la **sanación** y el por qué sientes lo que sientes a veces sin una razón aparente.

Entender esto podría ser el primer paso para liberar cargas que, aunque no visibles, han sido llevadas por generaciones. Con el conocimiento de la epigenética, abres la puerta a una sanación más consciente de esas heridas heredadas.

Efectos Neurobiológicos del Trauma Familiar

A veces, vives experiencias en la familia que pueden afectar tu **cerebro** de maneras importantes. ¿Sabías que estas experiencias traumáticas pueden alterar la estructura y función de tu cerebro? Imagina que tu cerebro es como un equipo de música con varias partes cuidando diferentes funciones. El **trauma** familiar puede dañar alguna de estas partes, especialmente las relacionadas con la regulación emocional y la memoria.

Cuando sufres un trauma, áreas del cerebro como la **amígdala**, que controla las emociones, se ven muy afectadas. Piensa en la amígdala como la alarma del cerebro. Con el trauma, esta alarma puede quedar simplemente atrapada en estado de alerta máxima. Así es como el **estrés** y el miedo se vuelven constantes, casi como una música que nunca para de sonar en el fondo. También hay otra parte del cerebro, el **hipocampo**, que se encarga de la memoria. El trauma puede hacer que el hipocampo sea menos eficiente, lo que significa que algunos recuerdos se fijan con más fuerza, recordándote una y otra vez aquellos eventos difíciles.

Imagina a un equipo de atletas bajo estrés constante, siempre en alerta, incapaces de descansar o recordar las estrategias pasadas adecuadamente. Así es como tu cerebro se siente tras un trauma. Sin embargo, no todo está perdido. Aquí es donde entra la **"neuroplasticidad"**.

Hablemos un poco de neuroplasticidad. Suena complicado, pero en realidad es algo genial sobre cómo el cerebro puede adaptarse y cambiar, como un camaleón. Este cambio puede ser para bien o para mal. Hace que el cerebro forme nuevas conexiones y caminos. Neuroplasticidad significa que puedes aprender nuevas formas de pensar y sentir para sanar. Tal vez pienses que el cerebro va a funcionar siempre igual, pero no es así. Un cerebro afectado por el trauma puede desarrollar nuevas conexiones neuronales como si crecieran nuevos caminos tras quitar las piedras.

Considera a un jardinero cuidando un huerto atacado por una plaga. Con tiempo, dedicación y el tratamiento correcto, las plantas pueden empezar a crecer verdes y fuertes de nuevo. Lo mismo pasa con tu cerebro: puedes entrenarlo para que responda mejor al estrés y al miedo, como si estuvieras regándolo y cuidándolo cada día.

Otras partes importantes del cerebro afectadas por el trauma son las que forman el sistema límbico. Este grupo de estructuras sigue guardando y repitiendo los recuerdos traumáticos, pasando de una generación a otra. Ahora, imagina a las abejas en una colmena llevando polen de una flor a otra constantemente. Su labor puede representar igualmente el mecanismo del sistema límbico que transfiere y almacena memorias traumáticas. Esto puede hacer que también las generaciones posteriores lidien con esos traumas, incluso sin saber exactamente su origen.

Recordar y entender todo esto es recuperar confianza en el proceso de **sanación**. Mientras aún hay traumas heredados, tu cerebro tiene la habilidad de adaptarse y cambiar. En otras palabras, con paciencia y las maneras correctas, puedes realmente sanar.

Por supuesto, no hay una solución mágica. Pero es como comenzar a cambiar los canales de tu radio interno que antes estaba sintonizado solo a los recuerdos dolorosos, para empezar a captar nuevas, armoniosas ondas. La **neurociencia** tiene algunas respuestas, y tu camino hacia una vida más tranquila y feliz está allí, adelante. Sigue cuidándote de estas heridas del pasado porque, ¿sabes qué? Tienes el poder de cambiar y mejorar, un paso a la vez.

Respuestas al Estrés y Patrones Heredados

A ver, hablemos de las "**respuestas** adaptativas al estrés". Son esas reacciones inmediatas que tienes para lidiar con situaciones difíciles. Normalmente, te ayudan a protegerte. Como cuando ves a un perro grande y concentrado demasiado en ti, sientes esa descarga de adrenalina que te pone a correr. Es una respuesta que ha garantizado la supervivencia de nuestros antepasados.

Pero esas respuestas no siempre funcionan bien en todos los contextos. Imagina que cada vez que sientes un poco de estrés en el trabajo, tu reacción sea como si estuvieras ante ese perro grande. No es eficiente ni saludable si cada email te genera esa reacción tan extrema. Ahí es cuando las respuestas adaptativas se vuelven inadecuadas. Tu cuerpo y tu mente están reaccionando de manera desproporcionada, y eso no es nada bueno a largo plazo.

Pues, este escenario empeora cuando añadimos el concepto de **trauma** heredado. Resulta que los traumas de tus abuelos, bisabuelos y toda esa línea de la familia te pueden afectar sin que lo sepas. A veces te preguntas por qué te sientes tan agobiado a pesar de que tu vida parece normal. Eso es porque los traumas no resueltos de tus antepasados pueden pasar de generación en generación y se acumulan en el cuerpo.

El trauma heredado podría afectar tu forma de responder al **estrés** de una manera muy intensa. Las pequeñas cosas te ponen en alerta, como si estuvieras con ese perro todo el tiempo. Dentro de tu sistema nervioso, parece como si cada pequeño estrés fuera una amenaza mayor. Te quedas en ese estado de lucha o huida mucho tiempo. Tu sistema nervioso no sabe cuándo relajarse y eso hace que te desgastes mucho.

Este nivel de reactividad puede llevar a... más problemas de **salud**. Estás continuamente tenso, lo que no favorece a tu sistema. Muchos estudios han mostrado que estos patrones de respuestas al estrés también se relacionan con condiciones de salud crónicas. ¿Sabías que la conexión entre trauma heredado y cosas como la hipertensión y diabetes es real? Pues sí.

El estrés constante y los **patrones** heredados pueden afectar directamente los sistemas cardiovascular e inmunológico. Resulta que vivir en este estado constante hace que la inflamación en el cuerpo sea más común. Estar siempre en alerta deja tu cuerpo agotado, y ese cansancio a menudo se convierte en enfermedades que pueden durar años. Por eso, personas con antecedentes familiares de trauma suelen tener condiciones de salud crónicas más temprano en la vida.

Todo esto no se manifiesta solo físicamente. Condiciones mentales también vienen con el paquete. Problemas como la **ansiedad**, la depresión son comúnmente vistos en individuos que han heredado estos traumas. Estás lidiando con los fantasmas de tus antepasados, y eso deja a tu mente agotada. Es como si llevaras una carga que no sabías que estaba ahí.

Finalmente, es importante entender que estos patrones de respuestas al estrés y las condiciones de salud relacionadas con el trauma heredado no determinan tu vida por completo. Integrar esta comprensión y buscar apoyo adecuado puede ayudarte a romper el **ciclo**. Te das cuenta de que aunque esto viene de tu abuelo o abuela, puedes buscar herramientas y técnicas que te ayuden a liberar ese peso.

Recuerda que esta parte es solo el inicio. Tomar **conciencia** de cómo tus propias respuestas al estrés vienen moldeadas por el pasado es el primer paso para cambiar tu futuro.

El Papel del Sistema Nervioso Autónomo

Bueno, empecemos por entender qué es el **sistema nervioso autónomo** (SNA). Es como el piloto automático de tu cuerpo. No tienes que pensar en respirar, hacer la digestión, o en cómo tu corazón sigue latiendo, ¿verdad? Porque el SNA se encarga de todo eso y más. Se divide en dos ramas principales: la simpática y la parasimpática.

La rama simpática es como el acelerador del coche. Señala a tu cuerpo que es hora de ponerse en acción, sea para lidiar con una amenaza o hacer ejercicio. Libera adrenalina y te prepara para luchar o huir. En contraste, la rama parasimpática es el freno. Te ayuda a relajarte, digerir los alimentos, y dormir bien por la noche.

Básicamente, estas dos ramas trabajan juntas para mantener el **equilibrio**.

Ahora, cuando el **trauma** aparece en escena, altera este equilibrio. Es como si tu coche se quedara atascado en tercera marcha. Siempre acelerado, siempre listo para enfrentar un peligro que quizá ya no existe. Este caos puede llevar a una desregulación crónica del SNA. Imagina vivir en un estado continuo de alerta; siempre cansado, ansioso, y desequilibrado. Cuando el trauma no se maneja bien, esas respuestas intensas se vuelven tu nueva normalidad.

Con el tiempo, las experiencias traumáticas afectan no solo al individuo sino también a generaciones futuras. Ahí es donde entra el concepto de "**neurocepción**". Vale, suena técnico, pero no te asustes. Neurocepción es básicamente el sistema de alarma de tu cerebro. Detecta amenazas en el ambiente sin que tengas que pensarlo. Es instintivo. Por ejemplo, ¿alguna vez has cruzado la calle sin ver un coche y, de repente, tu cuerpo reacciona solo por el ruido del motor? Eso es neurocepción en acción.

Este sistema supera fronteras entre **generaciones**. Por decirlo de otra manera, el cerebro de la abuela, que vivió algo traumático, de alguna manera enseña al cerebro de la madre a estar siempre en guardia, y esto se traspasa al nieto. Es un ciclo difícil que sigue repitiéndose sin que lo notes. El trauma crónico no se trata solo de crear nuevas respuestas, sino de cómo sigues resuelto en perpetuar estas respuestas automáticas por cuestiones histórico-familiares.

Y no solo hablamos aquí de eventos desastrosos grandes. Incluso las pequeñas señales cotidianas captadas por la neurocepción, al repetirse constantemente, se imprimen en tu biología. La alarma sigue sonando siempre, y el equilibrio del SNA sigue volcándose hacia la rama simpática.

Toda esa vigilancia continua aumenta la carga en tu **salud mental** y física. No estás diseñado para vivir siempre en estado de alerta. Así que apaga el piloto automático y deja entrar al cambio. Ahí donde hay trauma, el camino debe incluir hallar maneras nuevas de regular ese equilibrio entre la rama simpática y parasimpática. Regresar a un sentido de calma cotidiana, tranquilizar tu neurocepción, bajar el volumen de aquella alarma siempre sonante; puedes y debes hacerlo posible.

En resumen, entender cómo el trauma actúa sobre el sistema nervioso autónomo, su equilibrio y sobre nuestras comunidades, es una llave esencial para encontrar el camino hacia la **sanación**. Con la neurocepción y el pasaje intergeneracional de respuestas traumáticas, tienes un mapa sobre cómo lidiar con estos fantasmas del pasado. Recuerda que este viaje hacia el bienestar abarca muchos componentes y equilibrar tu sistema nervioso es solo uno, pero es crucial y necesario.

En conclusión

En este capítulo, has **aprendido** cómo tus **genes** pueden ser afectados por **experiencias** traumáticas vividas por tus ancestros y cómo esto puede **influir** en tu vida. A través de la **epigenética** y el estudio del **cerebro**, eres capaz de entender cómo estas transmisiones intergeneracionales de **trauma** ocurren y cómo puedes trabajar en tu curación.

En este capítulo, has podido ver:

• Qué es la epigenética y su papel en la transmisión del trauma a través de las generaciones.

• Cómo los factores ambientales pueden influir en la expresión genética sin alterar las secuencias de ADN.

• Las consecuencias del trauma en la estructura y funcionamiento del cerebro, especialmente en las áreas relacionadas con la regulación emocional y la memoria.

- El concepto de "respuestas al estrés adaptativas" y cómo pueden volverse ineficaces con el tiempo.

- La forma en que el trauma afecta el equilibrio del sistema nervioso autónomo, lo que lleva a una desregulación crónica.

Cada uno de estos puntos resalta la importancia de entender cómo funcionas a nivel biológico y cómo la curación es posible si tomas una actitud proactiva. A partir de ahora, trata de aplicar este conocimiento para fortalecerte y ayudar a romper el ciclo de trauma, creando así un futuro más positivo y saludable para ti y tus seres queridos.

Capítulo 3: Identificando los Patrones de Trauma Familiar

¿Alguna vez te has **preguntado** por qué algunos problemas parece que nunca se van? Bueno, te aseguro que no estás solo. En este capítulo, quiero mostrarte una perspectiva nueva. He estado **investigando** y sé que hay una gran **conexión** entre tus luchas actuales y el pasado de tu familia.

Vamos a **descubrir** cómo nuestras emociones no siempre son solo nuestras. Hay tantas historias silenciosas en cada familia, **secretos** que quizás ni sabías que existían. ¿Cómo te afecta lo que nunca se dijo en casa? En este capítulo, quiero que viajes conmigo a través del **legado** emocional de tu familia.

Reconociendo y mapeando ese legado, entenderás cómo los **eventos** pasados influyen en tu presente. Este, querido lector, es el primer paso para **romper** esos ciclos. ¡Prepárate para mirar atrás y entender más sobre ti mismo!

Reconociendo la Herencia Emocional

La "**herencia emocional**" es un concepto fascinante y, a menudo, desconocido. Trata sobre cómo los sentimientos y experiencias de generaciones pasadas se transmiten y moldean tus respuestas a los eventos de la vida. No se trata solo de genética o cosas que aprendes conscientemente, sino de una transferencia emocional que va más allá de ti. ¿Te ha pasado que sientes una tristeza sin motivo claro? Esto podría ser una pista...

Heredas más que solo los genes de tus padres y abuelos. Los **sentimientos**, miedos y alegrías también se pasan. Es como si parte de su vida emocional se almacenara en ti, afectando cómo actúas y sientes. A veces, sin saber por qué, te llenas de ansiedad antes de una entrevista o sientes una inexplicable tristeza en cierto lugar. Eso es esa mochila invisible cargada con emociones de quienes vinieron antes.

Hablemos de patrones emocionales comunes que pueden indicar **traumas heredados**. Si te encuentras lidiando con ansiedad crónica, es posible que no todo sea producto de tu propia vida. La forma en que tus padres se enfrentaron a las crisis y sus dolores pueden resonar en tus respuestas cotidianas. La forma en que lloras, ríes o te asustas... todo puede tener raíces en experiencias que ni siquiera viviste directamente.

Otro ejemplo es la tristeza inexplicable. Imagina que nunca has pasado por un evento particularmente triste, pero te sientes melancólico sin razón aparente. Tal vez existían **traumas graves** en la vida de un abuelo o abuela. Esas emociones pueden haber sido tan intensas que, generación tras generación, llegaron hasta ti. No es que estés condenado a estos sentimientos, pero es crucial reconocerlos para manejarlos mejor.

Pasemos al "**clima emocional familiar**". Un término curioso, ¿verdad? Este se refiere al ambiente emocional predominante en una familia. Piensa en cómo en casa de un amigo siempre hay risas y buen humor. O en esa casa donde siempre hay tensión. Esas atmósferas te impactan profundamente.

El clima emocional familiar moldea tus propias respuestas y formas de afrontar la vida. Si creciste en un entorno de miedo y estrés, tus reacciones frente a problemas tienden a ser más ansiosas. Y ni hablamos de cómo resuelves conflictos. Reflejar esos patrones en tus relaciones puede hacerte sentir atrapado en ciclos que no entiendes del todo.

Por ejemplo, si tu hogar estuvo lleno de preocupación y estrés, podrías replicar esa dinámica en tus relaciones actuales. Incluso tus mecanismos de afrontamiento, como evitar confrontaciones o exagerar problemas, se 'heredan' sin que te des cuenta. Pero al saber identificar estos climas emocionales, se te abren puertas para cambiarlos gradualmente.

Entonces, ¿cómo haces para reconocer y romper esos **patrones arraigados**? Aquí es donde entra tu capacidad para autoanalizarte y darte cuenta de cosas que tal vez pasaste por alto durante años. Es un trabajo constante y, a veces, incómodo. Ser capaz de identificar cuándo estás actuando desde una herencia emocional y no desde tus verdaderos sentimientos es vital.

Termino con una reflexión. Todos llevamos un equipaje que no pedimos, forjado por generaciones pasadas. Reconocerlo no es para sentir culpa, sino para entender mejor quién eres y cómo puedes responder de forma más auténtica. La herencia emocional no tiene que definirte, pero sí sirve para hacer las paces con tus respuestas y, sobre todo, para dar pasos hacia un **futuro más liberado** de esas cargas invisibles.

Descubriendo secretos y silencios familiares

Hablar de **secretos** familiares y traumas no hablados es algo complicado, pero importante. Los secretos dentro de una familia pueden tener **efectos** que duran generaciones. Imagínate cargar con algo pesado que afecta cómo vives y te relacionas sin siquiera saber por qué. Así de poderosa es la influencia de estos secretos. A veces, el **trauma** enterrado se vuelve una sombra que te sigue, influyendo en tus perspectivas y decisiones. Estás hablando de traumas que ni siquiera conoces, y eso puede ser aterrador.

Es fundamental entender que esos traumas no desaparecen solos. Un trauma no dicho puede transformarse en patrones repetitivos de comportamiento. Tal vez tu abuela sufrió mucho, pero nunca habló de ello. Esa experiencia se queda guardada, pero de alguna manera tus padres la sienten y luego tú también. Esto se manifiesta en distintas maneras, como ansiedades inexplicables o problemas de relaciones que parecen no tener raíz.

Hablemos de algo llamado "**conspiración** de silencio". Este es el acuerdo, explícito o tácito, de no hablar de ciertos temas. Es casi como si tu familia pactara en guardar un gran secreto. Y créeme, esos secretos tienen una forma de arraigar profundamente. La ignorancia no es felicidad en estos casos; más bien, es una receta para repetir el dolor del pasado.

Estas conspiraciones mantienen el ciclo de trauma vivo porque nadie entiende realmente cuál es el problema. No es raro escuchar que los problemas continúan de generación en generación porque nadie va a la fuente de esos traumas. Romper este silencio, aunque difícil, puede detener el ciclo. Luchar contra esta barrera de silencio no requiere, sin embargo, una gran revelación dramática. A veces, basta con un espacio seguro donde la **comunicación** empiece a fluir poco a poco.

Pasar del silencio a una comunicación abierta puede parecer un trabajo gigantesco. Pero numerosos expertos coinciden: este paso es crucial. Al comenzar a hablar de esas viejas historias y dolores no resueltos, tu familia puede empezar a sanarse. La **transparencia** y honestidad son antídotos poderosos contra el oscuro veneno de los secretos. Así que imagina el alivio de entender de dónde vienen ciertos comportamientos o miedos. Es como si encendieras una luz en una habitación oscura.

Fomentar esta comunicación abierta no requiere ser un terapeuta especializado. A veces, todo empieza con una conversación honesta. Es vital generar espacios donde todos se sientan seguros para compartir sin temor a ser juzgados. La clave aquí es escucharse a fondo y tratar de entender. Escuchar realmente puede ser más **sanador** que cualquier otra cosa. Con empatía y paciencia, esas conversaciones difíciles pueden sorprender con su capacidad transformadora. Sí, abrir estos canales de comunicación resulta intimidante al principio, pero sus beneficios superan enormemente las dificultades iniciales.

Así se completa una trifecta que empezó con los efectos dañinos de secretos familiares, descendió por la oscura "conspiración de silencio" y terminó en la salvadora luz de la **comunicación** abierta. Entender este flujo y actuar sobre él abre la puerta a una sanación real y duradera.

Mapeando el Legado Emocional de tu Familia

Hablemos de los "**genogramas** emocionales". Son una forma genial de ver **patrones** familiares. Imagina un árbol genealógico, pero con un giro: no se enfoca solo en quién es quién, sino en cómo se sienten. Empiezas dibujando, tal vez haces círculos para mujeres y cuadrados para hombres. Luego, enlazas esos con líneas verdes para relaciones buenas y líneas rojas para las tensas. Parece complicado, pero en verdad te ayuda a ver dónde están los problemas.

Por ejemplo, puedes anotar episodios de depresión, peleas familiares, o enfermedades. Con esto, empiezas a ver patrones que pasan de generación en generación. A veces, los padres han pasado sus propios miedos y tristezas a sus hijos sin querer. Ese mismo **trauma** se cuela en la crianza y vuelve a aparecer en las siguientes generaciones.

Veamos cómo identificar esos temas recurrentes. Cuando estés creando tu genograma emocional, fíjate en los comportamientos y eventos que se repiten. Haz una lista de las cosas que notas. Como si cada hijo mayor en cada generación sintiera una presión enorme por ser perfecto. O que siempre hay alguien con problemas de adicciones.

A veces, son más sutiles, las mismas peleas por las mismas cosas en cada generación. Como si hubiera un eco en el tiempo. Esas tensiones que jamás se quedan quietas. Una buena forma de identificarlos es hablar con tus parientes. Pregúntales por historias de familia. Los abuelos suelen recordar cosas importantes que se van pasando en la familia.

Hablemos de la "**arqueología** emocional". Esto es como ser un detective privado, pero mirando adentro de tu familia. No solo te detienes en lo que la gente te cuenta, también observas los pequeños detalles. Las indirectas, los silencios, las fotos viejas donde nadie quiere hablar de ciertas personas.

Por eso, empiezas a escarbar más allá de las palabras. Ves cartas antiguas, fotos, diarios, todo lo que ayude a comprender mejor qué está sucediendo. El objetivo es descubrir esos traumas ocultos, los que no se dicen en voz alta, porque el daño sigue allí, escondido y esperando salir de la sombra.

Y claro, la parte más complicada es ver cómo eso te afecta a ti y a tu vida diaria. Tal vez cuando eras niño notaste que todos caminaban de puntillas alrededor de cierta tía. O que nadie mencionaba a tu bisabuelo sin inquietarse. A veces el peso del trauma está en lo que no se dice, en esos **fantasmas** que aún rondan.

Con el genograma emocional y la arqueología emocional, puedes juntar las piezas para tener una imagen clara. Empiezas a conectar todo y así logras consolidar la **historia** emocional de varios niveles de tu árbol genealógico.

Esta exploración te dará pistas importantes de cómo liberarte de esas cargas. No quita los problemas, pero saber de dónde vienen ayuda a entender por qué está todo tan enredado. Y poco a poco, puedes empezar a crear un **futuro** menos cargado de esos fantasmas.

Mapear el legado emocional de tu familia no es fácil. Requiere tiempo, paciencia y mucho corazón. Pero vale la pena, porque te permite ver las cosas desde otro ángulo y, con suerte, empezar a sanar y soltar esas emociones que no te pertenecen del todo.

Con eso, cerramos la parte técnica y nos enfocamos en realmente desenmarañar esas historias y darles el lugar que merecen, pero sin dejar que te sigan pesando. Aprende a observar, preguntar y entender para que, poco a poco, construyas una vida más ligera y con **esperanza**.

Conectando las Luchas Actuales con los Eventos del Pasado

¿Alguna vez te has sentido atrapado en una **paradoja**, viviendo una situación actual pero sintiendo el peso de algo que ocurrió hace mucho tiempo? Es lo que algunos conocen como "colapso del tiempo" en el **trauma**. Este fenómeno sucede cuando eventos pasados parecen estar presentes en tus experiencias actuales, influyendo y modelando tu forma de reaccionar ante el mundo.

Por ejemplo, tal vez te encuentres reaccionando de manera exagerada a una situación cotidiana, y te preguntas por qué te afecta tanto. Puede ser que las **emociones** y memorias de un evento traumático del pasado se hayan colado en ese momento presente, haciendo que todo se sienta más intenso. Pasa más de lo que piensas; es como si, en lugar de solo vivir el presente, también estuvieras reviviendo el pasado. Eso que sentiste hace años sigue ahí, latente, afectando tu día a día sin que te des cuenta. Notar este "colapso del tiempo" es el primer paso para entender cómo esos viejos traumas influyen en tu vida actual. Es importante porque te hace más consciente de tus reacciones y te da la oportunidad de volver a escribir tu historia emocional.

Y hablando de notar, otro concepto clave son los "ecos emocionales". Básicamente, son esos **sentimientos** y reacciones que surgen hoy pero que, de algún modo, resuenan con traumas pasados en tu familia. Puedes sentir una tristeza inexplicable o una ansiedad que no parece tener origen en tu vida presente. Esas emociones pueden ser reflejos de experiencias que tus padres o abuelos pasaron y que se han trasladado de generación en generación.

Para identificar estos ecos, presta atención a patrones repetitivos. A lo mejor notas que siempre te sientes abandonado en ciertas situaciones, una herida que puede haber comenzado con la experiencia de uno de tus antepasados. Tal vez, encuentres una ansiedad constante al tomar decisiones, algo que puede haber sido originado por una inseguridad vivida por tu familia en tiempos difíciles. Comprender estos ecos te ayuda a diferenciar entre lo que es tuyo en el presente y lo que has "heredado" emocionalmente. Desenterrar estas conexiones te ofrece la chance de sanar y dejar de cargar con un mochilón emocional que no es oriundo de lo que vives actualmente.

Al entender estos patrones de colapso temporal y resonancias emocionales, llega otro punto vital: ver tus luchas personales dentro del gran cuadro **familiar**. Muchas veces, nuestros problemas actuales no son simplemente cosas que nos pasan a nosotros solos sino hilos en una trama mucho más amplia. Mirar hacia atrás en tu línea familiar te puede traer sorprendentes descubrimientos.

Por ejemplo, imagina que te das cuenta de una serie de fracasos en negocios dentro de tu familia. Puede que exista una especie de "maldición" autoinfligida, donde cada miembro asume, consciente o inconscientemente, que el fracaso es inevitable. Detectar estas **narrativas** familiares es esencial porque te ayuda a separar tus propias posibilidades de las creencias limitantes pasadas. Comprender la historia más amplia en la que tus luchas personales tienen lugar te empodera a ser no solo un personaje de ese relato, sino el que puede redefinir cómo continúa la historia.

Reconocer que tus **desafíos** están ligados a esos eventos y emociones del pasado no solo aligera la carga, sino que también te da el control para empezar a generar un futuro más libre y esperanzador. Sigamos trabajando en desatar esos lazos invisibles que, como ves, no son tan difíciles de encontrar una vez empiezas a prestar atención.

En conclusión

Este capítulo ha desvelado **patrones** importantes sobre el trauma familiar que has podido heredar. A través de la identificación de estos patrones, puedes empezar a **sanar** y a construir un futuro más sereno y positivo. Recuerda que **comprender** tu historia familiar y cómo te afecta a nivel emocional es un paso clave para liberarte de viejos traumas y avanzar sin carga emocional. Sigue leyendo para seguir aprendiendo y sanando.

En este capítulo has visto cómo la "herencia emocional" moldea tus respuestas a los **eventos** de la vida. También has explorado **patrones** emocionales comunes, como la ansiedad crónica o la tristeza inexplicable, que podrían ser señales de un trauma heredado. Has aprendido sobre el papel del "clima emocional familiar" en la formación de tus respuestas emocionales y **mecanismos** de afrontamiento.

Además, has descubierto cómo los secretos familiares y **traumas** no hablados pueden afectarte a ti y a las generaciones posteriores. Has entendido la importancia de romper el silencio y fomentar la **comunicación** abierta sobre la historia familiar.

Sigue aplicando lo aprendido y verás cómo puedes gestionar mejor tus emociones y crear relaciones familiares más saludables. El cambio comienza contigo, y entender tu pasado es la clave para un futuro libre de cargas emocionales innecesarias. ¡Tú puedes lograrlo, tío!

Capítulo 4: El Lenguaje del Trauma Heredado

¿Alguna vez te has **preguntado** por qué repites ciertos patrones en tu vida, aun cuando intentas cambiarlos? Yo también. En este capítulo, tú y yo vamos a **desenterrar** esas emociones que has llevado contigo desde hace mucho tiempo. Vas a descubrir cómo ciertas **creencias** y **comportamientos** no son solo tuyos, sino también de tus ancestros. Verás cómo algunas historias familiares, enterradas y olvidadas, han **moldeado** quién eres hoy.

Durante nuestra exploración, te vas a topar con esos temas recurrentes en tu vida que te hacen tropezar una y otra vez. No los encontraremos por casualidad, sino que los **identificaremos** con precisión. Creo que este viaje no solo te hará reflexionar, sino que también despertará un lazo más profundo contigo mismo y con tus raíces familiares. Estoy emocionado de compartir este **camino** contigo, y te aseguro que sacarás algo valioso de esta **experiencia**.

Descifrando Tu Vocabulario Emocional Básico

¿Alguna vez has sentido que ciertos **sentimientos** vuelven una y otra vez en tu vida, casi como si fueran inevitables? Quizás te hayas preguntado por qué. Vamos a hablar de cómo identificar esos temas emocionales recurrentes. A veces, estas respuestas emocionales son "heredadas", como si vinieran de tus ancestros y no directamente de tus experiencias.

Pongamos un ejemplo sencillo. Si regularmente te sientes rechazado o abandonado, puede que no sea solo cosa tuya. Imagínate que esta sensación terrible no solo te pertenece a ti, sino que viene de tus padres o tus abuelos, quienes también lo sintieron y vivieron. Entonces, para entender más sobre este patrón de rechazo, tienes que observarlo detenidamente y reconocer cuándo aparece en tu vida cotidiana: qué sucede, con quién estás y cómo reaccionas. Hacerlo puede ser difícil al principio, pero lograrás identificar esos temas.

Pero esas **emociones** repetidas no son meras coincidencias, se llaman "huellas emocionales". ¿Qué significa esto? Es como si cada experiencia traumática en la vida de tus familiares hubiera dejado una marca, una huella que vas cargando sin darte cuenta. Esas huellas te afectan de manera inconsciente y se reflejan en la forma en que reaccionas a distintos eventos en tu vida.

Imagina caminar siempre por el mismo sendero todos los días hasta que se forme un camino. Las huellas tratan de algo similar: pasan de generación en generación. Te sorprenderías al saber cuánto se refleja del **trauma** familiar en tus emociones actuales. Estas huellas pueden afectar tu forma de ver el mundo, crear patrones de comportamiento que parecen difíciles de romper y hacerte sentir atrapado.

Y ahora te preguntarás, ¿cómo salir de todo esto y marcar un rumbo nuevo para ti? Aquí es donde entra en juego una técnica muy útil llamada "**Mapeo** Emocional". Esta técnica te ayuda a rastrear y analizar tus emociones más frecuentes. Es como crear un mapa de tu mundo emocional, donde identificas puntos claves que te afectan.

Primero, empieza llevando un diario durante al menos una semana. Anota cada emoción que sientas, por qué crees que la sientes y cuál fue la situación que la disparó. Hazte preguntas como: "¿Por qué me sentí frustrado cuando mi amigo canceló los planes?" o "¿Qué desencadenó mi sensación de miedo hoy?". Así, puedes comenzar a ver **patrones**.

Después, revisa tus notas y subraya los sentimientos más frecuentes. Identifica las situaciones y personas relacionadas con estos sentimientos. A eso se le llama empezar a mapear. ¿Notas cómo ciertas emociones se relacionan con eventos específicos? Tal vez te sientes inseguro cada vez que hay un cambio en tu trabajo o te sientes triste cada vez que ves a alguien específico.

Al hacer esto, vas revelando un panorama más claro de tus **reacciones** y sus posibles raíces. Luego, a partir de este mapa, puedes empezar a buscar formas de cambiar esos patrones y dejar atrás esas huellas emocionales que no te pertenecen.

Finalmente, tómate el tiempo para **reflexionar** sobre lo que has descubierto. Este ejercicio de Mapeo Emocional no se trata solo de identificar patrones, sino también de cuestionarlos y decidir conscientemente que ya no quieres seguir repitiéndolos. A medida que avanzas, irás viendo cómo tus emociones empiezan a cambiar y cómo empiezas a crear una vida emocional más sana y consciente.

Identificando Temas Recurrentes en Tu Vida

A veces, te das cuenta de que ciertas **situaciones** se repiten una y otra vez en tu vida. Quizás siempre caes en el mismo tipo de relaciones, o te enfrentas continuamente a problemas laborales similares. Estas repeticiones no son simples coincidencias; muchas veces tienen raíces profundas en **traumas** familiares heredados. Reconocer estos patrones es el primer paso para liberarte de ellos.

Por ejemplo, si ves que siempre te rodeas de personas difíciles que te hacen sentir insuficiente, podría ser que estás replicando dinámicas familiares donde se imponía mucho control. Es importante prestar atención a estas situaciones. Hazte preguntas como "¿Por qué me siento así otra vez?" o "¿De dónde viene esta reacción?". Reflexionar sobre estos temas te ayudará a entender mejor el origen de estos **guiones** de vida.

Ahora bien, hablando de guiones de vida, estos son patrones que sigues casi automáticamente y que han sido formados por tus experiencias tempranas y, en muchos casos, por traumas familiares heredados. Es como si tuvieras una película interna que te dice cómo actuar en diferentes escenarios. Algunos guiones son positivos y te ayudan a avanzar, pero otros pueden ser perjudiciales y atarte a **comportamientos** dañinos o limitantes.

Imagina que siempre tienes miedo a fracasar en tus proyectos. Quizás alguien en tu familia pasó por una experiencia traumática relacionada con el fracaso y ese miedo ha sido inconscientemente transmitido a ti. La buena noticia es que cuando identificas estos guiones, puedes empezar a escribir un nuevo final para tu historia.

Es hora de poner manos a la obra. Un excelente ejercicio para ayudarte a identificar y documentar estos patrones es el "Seguimiento de Temas". Consiste en llevar un **diario** donde escribas las situaciones que te generan incomodidad o frustración. Puedes notar cosas como: ¿Qué pasó?, ¿Cómo te sentiste?, ¿Qué piensas que lo provocó?, y ¿Te recuerda a algo de tu pasado?

Este ejercicio es simple:

• Toma un cuaderno o crea un documento digital.

• Escribe sobre cada situación en detalle.

• Anota tus **emociones** y pensamientos en ese momento.

• Intenta encontrar cualquier conexión con tus experiencias pasadas o las historias familiares que conoces.

Al cabo de unas semanas, revisa tus anotaciones. Probablemente notarás patrones. Tal vez te das cuenta de que siempre te sientes inseguro cuando tu jefe te da una nueva tarea, o te pones ansioso en reuniones sociales. Estos hallazgos no solo son reveladores, también te permiten hacer algo al respecto.

Reconocer que estos patrones vienen más allá de ti – que hay influencias familiares detrás – es liberador. No es tu culpa, pero sí está en tus manos cambiarlo. Y eso es poderoso. Te permite tomar la **responsabilidad** sin culpa y empezar a trabajar en tu bienestar.

Entonces, ¿qué sigue después de identificar estos guiones y temas recurrentes? Bueno, una vez que los tengas en mente, podrás escoger cómo respondes a ellos. Puedes decidir si seguir el guion preestablecido o escribir uno nuevo y positivo. Y aunque cambiar estos patrones lleva **tiempo** y esfuerzo, es un paso esencial hacia una vida libre de las cargas del pasado. ¡Ánimo y sigue adelante!

Reconociendo creencias y comportamientos heredados

A veces, te detienes a pensar en por qué actúas de cierta manera o por qué tienes ciertas **creencias**. Muchas de esas creencias y **comportamientos** no son realmente tuyos, sino que los has heredado del **trauma** familiar. Distinguir las creencias desarrolladas personalmente de aquellas heredadas no es fácil. Pero con un poco de **reflexión** y atención, puedes empezar a notar la diferencia.

Primero, piensa en tus creencias más profundas, esas que consideras parte de ti. ¿Cómo se formaron? Algunas ideas pueden venir de tu propia experiencia personal, de cosas que has vivido y aprendido por ti mismo. Por ejemplo, la idea de que el trabajo duro siempre da buenos resultados puede venir de haber visto frutos en tu propia vida, a diferencia de haber escuchado repetidamente a algún familiar diciendo, "en esta familia, se trabaja duro".

Puede ser útil hacer una lista de tus creencias y preguntarte: ¿Es esto realmente lo que yo creo? ¿O esta idea es algo que he oído desde que era niño y simplemente he adoptado como propio? Plasmarlo en papel a menudo aclara las cosas.

Ahora, hablemos del concepto de "transmisión intergeneracional de mecanismos de afrontamiento". Esto suena complicado, pero simplemente se refiere a cómo las maneras de tratar situaciones difíciles a menudo se pasan de una **generación** a otra. Tus padres, abuelos y hasta bisabuelos podrían haber desarrollado ciertas formas para aguantar y superar problemas. Tal vez haya un comportamiento común en tu familia como evitar conflictos directos. Puede que tus padres te hayan enseñado que es mejor callarse y no pelear, porque "así evitamos problemas".

Este tipo de mecanismos a menudo se transmiten porque funcionaron en su momento. Quizás durante un período de inestabilidad familiar, esa manera de afrontar retos fue lo mejor que podían hacer. No obstante, estos comportamientos no siempre son útiles hoy. Traen consigo una **mochila** emocional que a veces ni te pertenece. ¿Por qué evitas conflictos? ¿Es algo tuyo o lo aprendiste porque tus padres lo hacían?

Pasemos a la técnica de "Origen de Creencias". Imagina trazar las raíces de tus creencias y comportamientos fundamentales como si estuvieras intentando encontrar el origen de un río. Empieza por identificar una creencia particular que quieras explorar. Anota esa creencia y hazte varias preguntas sencillas: ¿Cuándo sentí esto por primera vez? ¿Quién me enseñó esto? ¿En qué circunstancias?

Por ejemplo, si tienes la creencia de que "no puedes confiar en la gente", podrías recordar esa primera vez que sentiste que alguien te traicionó. Luego podrías pensar en situaciones familiares que reforzaron esa creencia. Tal vez tus padres siempre desconfiaban de los vecinos. Esto ayuda a ver cómo esas ideas no surgieron de un día para otro, sino que crecieron lentamente hasta convertirse en parte de tu manera de ver el **mundo**.

Una buena práctica es escribir tus pensamientos mientras realizas este ejercicio, casi como un diario. Leerlo después puede ponerlo en perspectiva y ayudarte a comprender mejor de qué manera ese trauma familiar se refleja en tu vida.

Identificar esas creencias heredadas y sus raíces no solo te da claridad, sino que te equipa mejor para cambiarlas. Entender de dónde vienen esas ideas y quiénes las implantaron en tu mente te permite decidir si quieres seguir aferrándote a ellas o si prefieres dejarlas atrás y empezar de nuevo.

Descubriendo Narrativas Familiares Ocultas

A veces, las reglas y **expectativas** familiares no están claramente dichas, sino que se sienten en el aire. Estas reglas no dichas pueden provenir del **trauma** que han vivido tus antepasados y afectan cómo te comportas y piensas hoy. ¿Alguna vez has sentido que debías actuar de cierta manera sin saber realmente el porqué? Probablemente estás siguiendo alguna de estas reglas invisibles. Reconocerlas es el primer paso para liberarte de ellas.

Vamos, ponte a indagar. Estas reglas suelen ser cosas como "no hables de dinero", "los hombres no lloran" o "las mujeres deben ser fuertes y calladas". Puede parecer insignificante, pero tienen un **poder** enorme sobre tu vida. ¿Cómo sabes que estás siguiendo una? Presta atención a los sentimientos de incomodidad o culpa, esos que aparecen cuando haces algo distinto a lo que "se supone" debes hacer. Esas son las señales que te indican que hay una expectativa familiar no dicha en juego. Así que, te invito, la próxima vez que sientas eso, pregúntate de dónde viene realmente esa sensación.

Ahora, hablemos de los **mitos** familiares. Estos son historias que se repiten una y otra vez hasta que las crees como verdades absolutas. Funcionan como anclas, manteniéndote en ciertos patrones de comportamiento. Por ejemplo, un mito familiar podría ser que "en esta familia, todos somos malos en las matemáticas" o "nunca logramos tener relaciones felices". Cuando crees esos mitos, perpetúas los patrones de trauma sin ni siquiera darte cuenta.

Pero, ¿sabes qué? Los mitos se pueden romper. Solo necesitas identificarlos y cuestionarlos. Imagínate, si tu abuela ha dicho siempre, "los hombres de esta familia son fuertes porque no piden ayuda", y tú crees eso a pies juntillas, te encontrarás cargando pesos que no necesitas. Lo que se busca es derrumbar ese mito preguntándote si es realmente cierto. Podrías empezar por hacer algo sencillo, como pedir ayuda en algo pequeño y ver qué pasa. Tal vez encuentres que no solo sobrevives, sino que prosperas.

Entonces, ¿cómo desenterramos estas **historias** y normas ocultas? Te presento el ejercicio de "Exploración de Narrativas". Primero, toma papel y lápiz. Ahora, escribe alguna creencia o regla familiar que sientas que sigues, aunque no haya sido directamente dicha. Por ejemplo, podrías escribir, "en mi familia, no se habla de problemas personales fuera de casa". Luego, reflexiona sobre el origen de esa creencia. ¿Alguna vez escuchaste alguna historia que la respalde? ¿Hubo algún evento que pudo haber llevado a crear esa regla? Pueden ser sucesos como una tragedia familiar, eventos traumáticos o acciones repetidas que se toman como norma.

Al buscar la raíz y escribir sobre estas historias, comienzas a verlas bajo una nueva luz. Por ejemplo, podrías descubrir que tu abuelo mantenía secretas sus dificultades económicas porque en su tiempo vivir un mal momento financiero no era bien visto. Así es como empezó la regla de "no hablar de problemas personales".

Desvelar estas **narrativas** abre una ventana a comprender mejor por qué sigues ciertos patrones. Te da **herramientas** para cuestionar, reestructurar y, finalmente, romper con lo que ya no sirve. En resumen, liberar tu propio camino de expectativas que ya no te pertenecen.

Empieza hoy, escribiendo y reflexionando sobre lo que descubras. Quizás no sea fácil al principio, pero vale la pena. Estas historias ocultas ya están ahí, aguardando a salir a la luz. ¿Listo para verlas con otros ojos? Adelante, porque el **futuro** se verá mucho más claro una vez entiendas el pasado.

En conclusión

Este capítulo ha sido muy **interesante** y revelador. Te ha permitido poner en **perspectiva** cómo tus emociones y **comportamientos** pueden estar influenciados por el **trauma** heredado de tus familiares. Has aprendido diversas técnicas que te pueden ayudar a identificar y entender estos patrones, y cómo trabajar en ellos para mejorar tu vida diaria.

En este capítulo has visto cómo identificar temas emocionales recurrentes que pueden indicar traumas heredados. También has explorado la idea de "huellas emocionales" y su relación con patrones de trauma familiar. Has conocido la técnica del "Mapeo Emocional" para seguir y analizar tus estados emocionales más frecuentes. Además, has aprendido la manera de reconocer situaciones repetitivas en tu vida que pueden estar relacionadas con traumas familiares y la importancia de descubrir narrativas ocultas de tu familia.

Aplicar esta nueva **comprensión** a tu vida es un paso poderoso para un cambio positivo. Al observar con detenimiento tus **emociones** y comportamientos, y reconocer de dónde provienen, puedes comenzar a **transformar** tu vida y la relación con tu entorno. Te animo a poner en práctica lo aprendido y seguir abriendo caminos hacia una existencia más **armoniosa** y consciente. ¡El poder de cambio está en tus manos!

Capítulo 5: El Enfoque del Lenguaje Núcleo

¿Alguna vez has **pensado** en las palabras que usas? Bueno, en este capítulo, te compartiré algo que creo que te **sorprenderá**. Vamos a mirar bien nuestros problemas más profundos, esos que te **detienen**. Imagínate si pudieras entender todo eso y cambiarlo... ¿No sería increíble?

Primero, te acompañaré en entender cómo **expresar** tus quejas más habituales. Es decir, esas palabras que siempre repetimos sin darnos cuenta. Luego, te ayudaré a **identificar** los términos clave que describen quién eres, tus pensamientos más íntimos. Verás, todos tenemos frases que usamos solo para nosotros mismos y nuestras **experiencias**.

También, hablaremos de momentos dolorosos ocultos y cómo esas vivencias forman lo que somos. Finalizaremos con un **mapa** personal. Algo que tú mismo crearás para ver claramente tu propio **lenguaje**. Sorpréndete con lo que descubrirás en este capítulo. Tu perspectiva va a cambiar, créeme.

Entendiendo las Quejas Principales

Vamos a hablar de cómo **identificar** tus quejas más persistentes en la vida, porque ahí es donde todo empieza. A veces, te encuentras quejándote siempre de las mismas cosas, ¿verdad? Puede ser mucho más que simples molestias. Para darte una idea clara, pensemos en esas quejas recurrentes, esas que parecen estar atadas a tu día a día, como si fueran parte de tu rutina.

Pueden estar relacionadas con cosas superficiales, como quejarte del tráfico eterno de camino al trabajo o de la fila larga en el supermercado. Pero también pueden tener raíces más profundas, posiblemente vinculadas a **traumas** familiares. Por ejemplo, la sensación de que nunca tienes tiempo para ti mismo podría tener conexiones con una dinámica familiar donde siempre tuviste que atender las necesidades de otros antes que las tuyas.

Para empezar a entender esto, necesitas **escuchar** atentamente tus palabras. Presta atención a esas quejas persistentes. Puede ser útil preguntarte: ¿Cuándo empezó esta queja? ¿Quién en mi familia también se quejaba de algo similar? Encontrar ese patrón puede ser revelador. Es como desenterrar viejos secretos que quizás te están afectando sin que te des cuenta.

Algo muy importante es diferenciar entre quejas superficiales y **problemas** más serios. No todas las quejas nacen iguales. Algunas simplemente son respuesta a situaciones del momento, como gritarle al pobre Wi-Fi cuando no carga. Pero otras se pegan como chicle. Por ejemplo, si constantemente te sientes utilizado o ignorado, eso ya es diferente. Esos sentimientos suelen ir más profundo y, a menudo, tienen raíces en relaciones complejas dentro de tu familia, quizás de cuando eras niño.

Entonces, ¿cómo haces esa distinción? Fíjate en la frecuencia y en la intensidad. Las quejas superficiales son pasajeras, se olvidan rápido. Pero si es algo que sigue apareciendo, algo que no te puedes sacar de la cabeza y que te despierta emociones fuertes, probablemente estás enfrentando un problema más profundo. Es más parecido a cargar con una maleta pesada que simplemente tener un día malo.

Una técnica muy útil para esto es el "**Diario** de Quejas". Puede parecer sencillo, pero escribir tus quejas todos los días puede ser revelador. Cada vez que algo te moleste, anótalo. No importa lo pequeño o grande que parezca. Después de una semana, revisa lo que has escrito. Notarás patrones. Tal vez ves que siempre te quejas de no tener suficiente tiempo para ti, o que siempre acabas siendo el apoyo emocional de todos tus amigos.

Esos patrones te dicen mucho. Si todos tus apuntes giran alrededor de sentirte no valorado, puede que sea un eco de cómo te sentiste en tu familia. Quizás siempre te pedían hacer mucho pero no te reconocían por eso. Identificar estos **patrones** te ayuda a poner nombre y apellido a esas molestias persistentes, y aceptarlas como lo que son: señales de algo más profundo.

Entonces, anímate a usar este diario. No tiene que ser nada elegante, una simple libreta sirve. Cuando llegas al fin de la semana, si notas patrones preocupantes, no puedes ignorarlo. Así puedes empezar a trabajar en esos temas, hablarlos, y, con suerte, comenzar a sanarlos.

Identificar tus quejas, diferenciar su naturaleza y rastrear patrones es un primer paso crucial. Puede parecer simple, pero es un mecanismo de **autoconocimiento** muy poderoso, y te pondrá en el camino hacia una **sanación** verdaderamente profunda.

Identificando Descriptores Centrales

Hablar de tus **experiencias** y de tu vida diaria quizás te suene muy normal, pero presta atención a las palabras y frases específicas que usas. A veces son automáticas, como "Soy malo para esto" o "Siempre tengo mala suerte". Estas palabras y frases son **descriptores** fundamentales que pintan una imagen clara de cómo te ves a ti mismo y tu mundo. Son como pequeños espejos que reflejan tus creencias más profundas, muchas veces heredadas de tu familia y tus experiencias tempranas.

Es importante identificar estos descriptores porque, aunque parecen inofensivos, en realidad pueden ser señales de **traumas** heredados o situaciones no resueltas. Un ejemplo fácil de entender: si siempre te describes como "torpe", quizás eso viene de alguien en tu pasado que te repetía esa palabra. Estas huellas lingüísticas son una muestra de cómo las palabras pueden dejar cicatrices o heridas perdurables.

Hablemos de las "huellas lingüísticas". No es algo complicado. Más bien, son patrones en tu forma de hablar que reflejan cosas más profundas. Son como huellas dactilares, únicas para ti, que muestran cómo has interiorizado ciertas **experiencias** o creencias. Por ejemplo, si alguien en tu familia siempre te dijo que eras flojo, podrías crecer usando esa palabra para ti mismo aunque no sea cierto. Estas huellas no solo muestran lo que has vivido, sino también cómo esas experiencias siguen influyendo en ti.

Ahora, ¿cómo te das cuenta de esto? Aquí entra un ejercicio práctico y visual: la "Nube de **Palabras**". Es muy sencillo y te ayudará a verlo todo más claro. Toma un papel y un bolígrafo, o utiliza una herramienta digital si prefieres. Dedica unos minutos a anotar las palabras y frases que usas regularmente para hablar sobre ti mismo y tu vida. No juzgues, solo escribe todo lo que te venga a la mente. Palabras buenas, malas, neutras, todas valen.

Después de tener una lista, empieza a notar cuáles se repiten más. Esas son las que generalmente forman la base de tu **autoimagen** y tus experiencias actuales. Escríbelas de nuevo en una hoja nueva, pero esta vez hazlo de manera estilizada, donde las palabras más frecuentes sean las más grandes. Esta nube de palabras será un espejo metafórico que te ayudará a ver con claridad cuáles son los descriptores fundamentales que llevan peso en tu vida.

En fin, darte cuenta de estos descriptores te permite un primer paso para cambiar aquellas palabras que te limitan o afectan negativamente. Pasa tiempo observando tu nube de palabras. ¿Qué palabras son más grandes? ¿Resuenan contigo de manera positiva o negativa? Ahora que tienes una imagen visual de tus huellas lingüísticas, puedes empezar a trabajar en cambiar esas palabras por otras más amables y constructivas. Por ejemplo, cambiar "soy torpe" por "soy humano y puedo mejorar".

Así que el primer paso hacia la **sanación** es reconocer esas palabras y trabajar en transformarlas. Pero esa es solo una parte del proceso; identificar y cambiar tus descriptores centrales no solo disminuye la carga del trauma, sino que te permite construir una autoimagen más positiva, libre de las cadenas del pasado. Con paciencia y práctica, puedes rehacer esa nube de palabras en algo que refleje lo mejor de ti y tu potencial para un futuro brillante.

Ahora, toma un momento para reflexionar sobre las palabras que has anotado y cómo las hubieras deseado escuchar desde cuando eras niño. Empieza a usar esas mismas palabras para hablarte a ti mismo, y verás cómo, poco a poco, cambias tu perspectiva sobre quién eres y sobre lo que puedes **lograr**.

Descubriendo tu oración central

Para comenzar, vamos a centrarnos en cómo **formular** una declaración concisa que encapsule tu miedo o creencia más profunda. A veces, no es fácil identificar esos **sentimientos** internos que llevas tanto tiempo cargando. Pero entender que esa sensación tiene una frase, una oración sencilla, puede cambiarlo todo.

Primero, necesitas sentarte sin distracciones. Toma unos momentos para relajarte. Piensa en el miedo más recurrente que sientes, o esa creencia que parece venir de ninguna parte pero afecta cada **decisión** que tomas. No te preocupes si es una creencia que parece absurda; la idea es ser honesto contigo mismo.

Entonces, escribe en un papel cualquier temor o creencia que venga a tu mente. No importa qué tan grandes o pequeños sean. Algo así como: "Siempre voy a fallar" o "No merezco ser feliz". Destilar esta declaración de tus pensamientos y sentimientos es el primer paso para poder abordarlos y, eventualmente, superarlos.

Pero, ¿por qué es tan importante esta oración central? Porque encapsula el núcleo de los patrones de **trauma** heredado. Es, de alguna manera, un reflejo de las experiencias de los que vinieron antes de ti. Cuando identificas y entiendes tu oración central, puedes comenzar a ver de dónde proviene y por qué has repetido ciertos patrones en tu vida.

Además, esta oración central actúa como una especie de mapa. Te muestra, directa o indirectamente, cómo has sido influido por las experiencias y traumas de tu familia. Al tener claridad sobre esto, es como iluminar un camino que antes estaba oscuro. Permite que entiendas las raíces de tus sentimientos y **comportamientos**, facilitando el proceso de liberación y sanación.

Aquí es donde entra en juego la técnica de "Destilación de Oraciones", que te ayuda a refinar esas creencias hasta que quede una sola declaración poderosa. De todas las oraciones que escribiste anteriormente, vas a destilar hasta llegar a la más significativa. Tal vez suena sencillo, pero requiere un poco de introspección.

Ve a tu lista de creencias. Escoge la que resuene más contigo. Léela en voz alta. ¿Cómo te hace sentir? Si sientes que suena verdadero y es fuerte, esa es. Si no, sigue destilando la oración más, acortándola, haciéndola más directa, hasta que consigas la frase que verdaderamente resuma tu profundo miedo o creencia.

Y ahí la tienes: tu oración central. Ésta no sólo trae alivio al ser reconocida, sino que también te brinda el poder de empezar a trabajar en ella. Cuando conoces a tu **enemigo**, eres más fuerte para enfrentarlo.

Por ejemplo, si tu oración central es "Nunca seré suficiente", es un reflejo de todas las veces que has pensado o sentido eso, probablemente originado en mensajes que recibiste de tu entorno familiar. Este proceso es un primer paso, insuflando aire fresco y brindándote nuevas herramientas para cortar los lazos con patrones viejos.

Recuerda, identificar tu oración central no es una cura mágica, pero sí un comienzo poderoso. Ahora, tienes en tus manos una nueva **comprensión** de ti mismo que te ayudará a crear estrategias más efectivas para sanar y avanzar sin culpa. Estás en el camino correcto para dejar el equipaje emocional del pasado y abrirte a un **futuro** más positivo.

Descubriendo los traumas centrales

Cuando **piensas** en tus problemas actuales, a menudo hay una raíz profunda en la historia de tu familia. Para rastrear tu lenguaje central hasta eventos traumáticos específicos, necesitas prestar atención a los patrones y palabras que usas sin darte cuenta. Aquí nos vamos a enfocar en cómo tu manera de hablar puede contener pistas importantes.

Primero, escucha cómo hablas sobre tus miedos y tensiones. ¿Repites ciertas frases o palabras? Pueden ser como huellas en la arena, mostrándote el camino hacia algo que sucedió hace mucho tiempo. Tal vez siempre dices cosas como "La vida es dura" o "No confíes en nadie". Estas frases no aparecen por casualidad. Son señales, diciéndote que hay experiencias viejas afectando tu presente.

¿Y dónde encuentras esas experiencias viejas? Empieza a hacer preguntas. Habla con tus abuelos o padres sobre su pasado. Pregunta sobre los eventos significativos o dolorosos. Eso puede ayudarte a conectar los puntos. Es interesante cómo, al contar historias, el tono o las palabras pueden cambiar cuando un **trauma** se recuerda—es como si la historia viniera cargada con un peso extra.

Así que, presta atención a estos "ecos de trauma". Esos son recuerdos profundamente arraigados que siguen manifestándose en tu lenguaje presente. Subconscientemente, estás replicando emociones que no pertenecen solo a ti, sino también a tus antepasados. Así, restaurar el equilibrio significa primero identificar esas vibras negativas en tu vida ahora y ligarlas a situaciones viejas.

Hablando de ecos, otra cosa a notar es cómo pequeñas ansiedades pueden convertirse en tormentas grandes dentro de una **familia** a través de generaciones. Digamos que tu abuela experimentó una falta grande de seguridad en su infancia. Aunque no lo verbalice directamente, ese miedo se transmite en cómo cuenta su historia. Esa ansiedad tiñe las experiencias diarias y usualmente afecta hasta la generación inmediatamente siguiente. Es como un reflejo en el agua, sombras del pasado echándose en el presente.

Entonces, haz el ejercicio "Rastreo de la Línea de Tiempo". Toma un pedazo de papel y haz una línea del tiempo de tu familia. Consigue fechas y eventos clave—nacimientos, muertes, migraciones, pérdidas laborales, crisis económicas, guerras, cualquier cosa que haya tenido un impacto. Ahora, escribe en otro lado tu lenguaje central—esas frases repetitivas llenas de carga emocional.

Con lo fundamental anotado, cruza coincidencias. Encuentra conexiones entre los eventos históricos y tus frases repetidas. Por ejemplo, si siempre te preocupa la estabilidad financiera, checa si alguien en tu familia vivió tiempos de pobreza o perdió todo de repente. Estas cosas no desaparecen al azar. Viajan contigo, generación tras generación.

Es importante ser **paciente**. Estos traumas pueden estar encriptados en recuerdos viejos e historias tapadas. Y no todas las conexiones van a ser obvias al principio. Pero cada reconexión es un paso adelante para liberar esos pesos. Esto te va a ayudar no solo a entender de dónde vienen tus propios miedos, sino a tener **compasión** ante las falencias y dolores que has heredado sin saberlo.

Al hacer el "Rastreo de la Línea de Tiempo," no solo conectas eventos históricos con lenguaje central, sino también creas un mapa emocional. Entiendes mejor de qué estás hecho—y puedes empezar a liberarte de esas cadenas invisibles. Trabaja en esto poco a poco, y con el tiempo verás cómo saber tus **raíces** puede realmente ofrecer espacio para curación. Es un viaje de **descubrimiento** personal y a la vez un modo de honrar el pasado mientras construyes un futuro más positivo y brillante.

Ejercicio Práctico: Creando Tu Mapa de Lenguaje Central

Vamos a hacer algo interesante. Primero, tómate un momento para **pensar** en todas esas quejas y agravios que repites acerca de la vida. Puede ser algo como "la vida es injusta" o "nadie me entiende". Anota todo, incluso esas cosas pequeñas que parece que siempre te molestan.

¿Ya tienes tu lista? Genial. Darte cuenta de estas quejas es crucial. Son una ventana a tus **creencias** y miedos más profundos. A menudo, descubrimos patrones negativos que no sabíamos que teníamos. Esto nos será muy útil en los siguientes pasos.

Ahora, reflexionemos sobre cómo pasamos de quejarnos a darnos cuenta de nuestro lenguaje recurrente.

Presta atención a las palabras y frases que usas frecuentemente para **describirte** a ti mismo y tus experiencias. Por ejemplo: "Siempre soy el que..." o "Nunca puedo..." Es como sacar una radiografía de cómo te ves y entiendes tu mundo.

Ahora puedes verlo claramente, ¿verdad? Esa forma en la que hablas de ti mismo revela mucho sobre ti. Son pistas importantes sobre tus patrones internamente repetitivos. Dediquemos un poco más de tiempo aquí. Es curioso, pero lo que dices importa más de lo que crees.

Pasemos esto a la siguiente fase.

Con todo lo que hemos hecho, es hora de condensarlo todo en una sola **frase**. Esto puede llevar un poco más de trabajo. Intenta fusionar los patrones de tus quejas con los descriptores repetitivos que usas para ti mismo. Así, descubrirás tu miedo o creencia más profunda.

Piensa en algo como: "Nunca seré lo suficientemente bueno" o "Siempre pierdo lo que es importante para mí". Esta frase tiene que resonar contigo. Es como nombrar esa sombra interna que te persigue.

Sigamos adelante y adentrémonos en tus raíces familiares. Tomemos tu frase y llevémosla hacia atrás en el tiempo, hacia la **historia** de tu familia. ¿Puedes ver de dónde viene? Tal vez siempre has oído historias de fracaso o de ser subestimado. O quizás un evento específico marcó a tu familia, y de alguna manera, esa marca te llegó a ti.

Finalmente, uniremos todo esto visualmente. Imagina un **mapa** donde las quejas se entrelazan con tus descriptores frecuentes, tu frase central y los eventos de la historia familiar. Es un collage que conecta pasado y presente. Termina siendo una herramienta poderosa para ver tu realidad con más claridad y liberarte de esos patrones negativos.

Crear este mapa puede sentirse como estar ordenando piezas de un rompecabezas para entender mejor la imagen completa. Es un paso crucial para conectar esos puntos en tu mente y avanzar hacia una versión más **saludable** y feliz de ti mismo.

Nos desvinculamos de la repetición de lo negativo mezclando los elementos dispersos de nuestra historia y realidades internas.

En conclusión

En este capítulo, has aprendido cómo tu **lenguaje** puede revelar las heridas emocionales heredadas de tu familia. Entender estas conexiones te ayudará a cambiar tus percepciones y sanar. Sin embargo, es esencial reconocer ciertos aspectos fundamentales que hemos discutido.

Has visto que los persistentes **problemas** de vida pueden vincularse con **traumas** familiares. No todas las quejas son superficiales; algunas esconden dificultades más profundas. Escribir tus quejas diarias puede ayudarte a ver patrones recurrentes. Las **palabras** que usas para describirte tienen raíces en **traumas** heredados. Formar una frase concisa puede encapsular tu mayor miedo o creencia.

No olvides que el **conocimiento** adquirido aquí tiene el poder de transformarte. Aplica lo que has aprendido del enfoque del lenguaje central y emprende el **camino** hacia una vida más liberadora y consciente. ¡El **cambio** empieza contigo!

Capítulo 6: Liberando la Carga Emocional

¿Qué tal, amigo? Me pregunto si alguna vez has **sentido** que cargas con el peso de **emociones** que ni siquiera son tuyas. Tal vez te sientas atorado, repitiendo patrones emocionales que heredaste y no sabes cómo soltar. En este capítulo, entre tú y yo descubriremos lo importante que es **reconocer** y soltar esas cargas. Te guiaré en este proceso para ayudarte a **liberar** culpas que no te corresponden y encontrar compasión hacia ti mismo y tus ancestros.

Haremos ejercicios simples. Cosas **prácticas** para romper ciclos viejos y crear nuevos que te beneficien. Quiero que sientas lo **liberador** que puede ser dejar atrás lo que no te sirve y construir tu propio futuro emocional.

Así que, ¿estás listo? Vamos, es hora de **descubrir** un nuevo yo más liviano y libre de cargas ajenas. Te prometo que al final de este capítulo, te **sentirás** más tú mismo que nunca.

Reconociendo el dolor heredado

A veces, te encuentras **angustiado** sin saber por qué. La **tristeza** y el dolor parecen viajes que nunca comenzaste, pero ahí están, como viejos conocidos. Esto se debe a que el dolor llevado por tus antepasados puede pasar de generación en generación. Reconocer y validar este dolor no es crear excusas por tus propios problemas. Más bien, te permite entender mejor tus emociones y de dónde vienen.

Tomemos a tu abuela, por ejemplo. Si vivió tiempos difíciles –como la guerra o la pobreza– es posible que ese **sufrimiento** se haya transmitido en la familia sin que te dieras cuenta. Si no percibes este dolor en toda su dimensión, corres el riesgo de llevarlo como una mochila invisible.

Validar este dolor implica aceptar que no es solo cosa tuya. Como esas heridas invisibles que te recetó la familia sin que las pidieras. Puede sonar raro, pero hablar con un terapeuta o incluso escribir sobre lo que sientes te ayudará a ponerle nombre a esos fantasmas del pasado. Así, el primer paso es entender que este dolor tiene raíces más profundas de lo que pensabas. No se trata de avanzar sin mirar atrás. A veces, el mejor paso adelante es reconocer de dónde vienes.

Ahora, pasemos a un punto muy interesante y quizás nuevo para ti: el concepto de "**duelo ancestral.**"

El duelo ancestral es esa carga emocional que llevas no solo de tu propia vida, sino también de las que vivieron tus padres y abuelos. Piensa en él como en un río que, después de muchas lluvias, todavía siente la furia de aquellas tormentas pasadas.

Cómo y por qué sientes esa tristeza viene muchas veces de **traumas** que ni siquiera fueron tuyos. Pero aquí está lo importante: reconociendo el duelo ancestral, puedes empezar a desligarte de emociones que no te pertenecen... que ni siquiera fueron tuyas para empezar. Es empezar a diferenciar la tristeza personal de la que llega por herencia.

Afecta emocionalmente de varias maneras. Puedes sentir miedos o ansiedades que realmente no hayas experimentado personalmente, pero que sin embargo están ahí. Sabes, ese peso interminable que a veces no puedes nombrar. La buena noticia es que reconociendo el duelo ancestral, tienes el poder de empezar a **sanar**, a zambullirte en un nuevo capítulo sin esas cadenas invisibles.

Pasando a herramientas prácticas, quiero presentarte el "Inventario de Herencia Emocional." Este inventario funciona como un mapa para entender esos patrones emocionales heredados. Puedes escribir una lista donde cada miembro de tu familia es considerado. Qué traumas pasaron, qué miedos. Verás patrones formarse, cosas que tal vez nunca notaste pero estuvieron siempre presentes.

Este inventario te ayudará a catalogar esos efectos heredados... esos no son perennes. Es más, conociéndolos puedes comenzar a romper el ciclo. Este inventario es un claro recordatorio de que el camino hacia la **curación** empieza por reconocer. Por tener claridad.

Así conquistamos otro paso: dolorosamente validamos el dolor heredado. Reconociendo los patrones emocionales de tus antepasados, encuentras libertades nuevas, posibilidades de un presente mejor.

Moverte de una vida plagada por dolores invisibles, heredados, a una donde la libertad de tus emociones te pertenece nata y puramente. Es zambullirte en aguas nuevas sabiendo que aquella mochila, ahora más ligera, no te define ni te determina. El dolor heredado y el duelo ancestral se transforman así en nuevas luces para tu **camino**.

Dejando ir la culpa generacional

Bueno, **liberar** la culpa que arrastras por el trauma familiar puede ser un reto. Pero hay estrategias que pueden ayudarte a soltar esa carga. No son fórmulas mágicas, pero sí pasos prácticos.

Primero, es importante **reconocer** que la culpa no siempre tiene razón de ser. A veces absorbes emociones de tus padres o abuelos sin darte cuenta de que, en realidad, son suyas, no tuyas. Aquí entra en juego el concepto de "responsabilidad mal ubicada". Este término, aunque suene complicado, simplemente significa cargar con la culpa de cosas que no hiciste, ni podrías haber controlado.

Piensas: "Si mi abuelo sufrió, yo también debería cargar con ese dolor". Y bueno, eso no tiene sentido. No es justo para ti. Tienes que **separar** su culpa de la tuya. Fíjate, cuando entiendes esto, das el primer paso para liberarte de esa carga emocional.

Ahora, quiero que hagas un pequeño ejercicio de **visualización** que me ha ayudado mucho. Lo llamo "Liberación de Culpa". Cierra tus ojos y respira profundo. Imagínate en un lugar tranquilo donde te sientas seguro. Puede ser una playa, un bosque, donde te sientas en paz. Visualiza que estás sosteniendo una mochila pesada. Esa mochila representa la culpa heredada, esos sentimientos que no te pertenecen.

Piensa en todas esas **emociones** guardadas dentro. Una por una, saca de la mochila pequeños objetos que simbolicen cada una de esas culpas. Puede ser una piedra para la culpa de tu madre, una hoja para la culpa de tu padre, etc. Míralos y reconoce que no son tuyos. Quémalos mentalmente o tíralos en esa visualización, dejando que el agua o el viento se los lleve. Siente cómo se aligera esa mochila poco a poco, hasta que al final solo queda una bolsa vacía.

Sí, suena sencillo, quizás hasta algo tonto, pero este tipo de ejercicios simbólicos puede ayudarte a **soltarte** de esa culpa no merecida. Y no es la única forma, pero es un comienzo.

En conclusión, al liberar esta culpa heredada, no solo mejoras tu **bienestar** sino que también cortas ese ciclo para las futuras generaciones. Dejas de pasar esa carga emocional a quienes vienen después de ti. Y, por último, obtienes una vida más ligera y libre.

En resumen, entiende bien que esa culpa mal ubicada no te pertenece. A través de la visualización y del reconocimiento, suéltala. No solo lo mereces, sino que es necesario para mejorar tu salud **emocional** y la de quienes te rodean.

Perdonándote a ti mismo y a tus antepasados

Es vital que comiences este proceso desarrollando **compasión**. Sí, compasión por ti mismo y, claro, por tus antepasados. A menudo, es más fácil ser duro contigo mismo, juzgándote por errores pasados que instintivamente sientes que podrías haber evitado. Pero no se trata sólo de ti, ¿verdad? Tus antepasados también cargaron sus propias heridas, traumas que inevitablemente han pasado a través de generaciones.

Desarrollar esta compasión empieza con el **entendimiento** y la aceptación. Tienes que reconocerte como una persona que ha hecho lo mejor que ha podido con las circunstancias y el conocimiento disponible en su momento. Mírate al espejo y dilo: "Como todos, he cometido errores, pero merezco mi propia comprensión y amor." Repítelo hasta que se sienta natural. Luego, haz lo mismo con la historia de tu familia. Piensa en tus antepasados no como figuras perfectas sino como seres humanos que lidiaron con sus propias luchas.

Ahora, imagina todo este proceso como un **ciclo**. Un ciclo que debes romper. Aquí entra el poder del **perdón** en romper estos ciclos de trauma generacional. Al perdonarte a ti mismo, formas un nuevo camino; uno sin las cadenas del pasado. Al perdonar a tus ancestros, liberas a tu linaje de antiguas heridas. Suena imposible a veces, pero créeme, es liberador. Contémplate y di: "Me libero del dolor que he heredado. Elijo vivir en el presente consciente de construir un futuro más sano."

Esto nos lleva a una herramienta poderosa: el ejercicio de escritura de cartas que llamamos "Perdón Ancestral". Vas a escribir una carta para, en esencia, dialogar con tus ancestros y contigo mismo. Para empezar, encuentra un espacio tranquilo, toma tu libreta o computador, y dispón de al menos veinte minutos de introspección.

En esta carta debes expresar comprensión y liberación. Empieza dirigiéndola directamente con "Queridos Antepasados," así comienzas a crear ese puente emocional.

Primero, escribe sobre las historias y situaciones que conoces de tu familia, las que piensas que podrían haber causado dolor. No se trata de juzgar, solo describir. Por ejemplo:

"Queridos antepasados, sé que vivieron en tiempos difíciles y cargaron con luchas que afectaron sus vidas y las de quienes les siguieron. Entiendo que algunas decisiones fueron consecuencia de ese dolor."

Después, manifiesta tu deseo de perdonarlos y de liberarlos de la culpa que puede haber caído sobre ellos:

"Hoy, les escribo para decirles que los perdono. Perdono sus decisiones y acciones porque comprendo que provenían de su propio sufrimiento. Me libero de cargar con ese dolor y decido vivir mi vida con una nueva perspectiva."

Finalmente, abórdalo contigo mismo. Escríbete y perdónate por cualquier cosa que sientas necesaria. Como:

"Enzo, reconozco que has actuado muchas veces desde un lugar de dolor y confusión. Hoy decido perdonarte porque sé que hiciste lo que pudiste con lo que sabías. Te libero para que puedas avanzar en paz."

Este ejercicio es como un ritual de **renacimiento**. Llena estas palabras de intención y sinceridad. Al concluir, respira profundo y permite que este acto te llene de una sensación de **libertad** y renovación. El poder está en reconocerte humano, imperfecto, pero lleno de una capacidad casi infinita para sanar y crecer.

Y así, comprendiendo el pasado y liberando a tus ancestros y a ti mismo, puedes empezar a ver cómo los círculos viciosos se rompen, cómo el perdón construye nuevos caminos. Caminos hacia un futuro donde el **trauma** ya no define quién eres ni quién puedes llegar a ser.

Creando Nuevos Patrones Emocionales

Aprender a elegir conscientemente tus **respuestas emocionales** es clave para liberarte de los patrones heredados. Quizás suene complicado, pero no lo es tanto. Se trata de identificar esos viejos hábitos emocionales que no te ayudan y sustituirlos por nuevas respuestas más saludables. En otras palabras, es como cambiar de canal cuando encuentras un programa que no te gusta. Pero en este caso, el mando a distancia eres tú mismo.

Primero, debes ser consciente de cómo reaccionas, sobre todo en situaciones de **estrés** o conflicto. ¿Tiendes a enojarte fácilmente? ¿Te cala la tristeza ante la menor dificultad? Estar atento a estos patrones te da la oportunidad de intervenir y redirigir tu respuesta hacia algo más productivo. No es cuestión de reprimir emociones, sino de entenderlas y guiarlas hacia reacciones mejores.

Una vez que identificas estas respuestas, puedes practicar nuevas formas de reacción. Por ejemplo, si siempre te sientes abrumado al escuchar una crítica, podrías intentar respirar profundamente y recordar que una opinión no define tu valor. Es como construir un nuevo camino en la mente – toma práctica, pero con el tiempo se vuelve más fácil seguir esa nueva ruta emocional.

Hablando de construcción mental, entra el concepto de "**reprogramación emocional**". Esta es una herramienta poderosa que te permite cambiar esos patrones automáticos, casi como actualizar un software en tu cerebro. Básicamente, trabajas para cambiar las antiguas creencias y reacciones instauradas desde la infancia. Es posible que tengas programas "defectuosos" heredados y, al reprogramarlos, comienzas a sanar el **trauma familiar**.

La reprogramación emocional no es un proceso mágico que sucede de la noche a la mañana. Requiere esfuerzo constante, como cualquier otra práctica. Puedes comenzar visualizando tus respuestas ideales y reforzarlas cada día. Meditaciones guiadas, afirmaciones positivas y auto-reflexión son herramientas útiles en este proceso.

Para hacerlo más efectivo, mantener un **diario emocional** puede ser un gran apoyo. Anota cómo te sientes después de situaciones clave durante el día y tus esfuerzos por cambiar la respuesta. Esto ayuda a tomar más conciencia y a ajustar las tácticas cuando sea necesario.

Pasando a técnicas específicas, hablemos de la "Interrupción de Patrones". Esta técnica es muy valiosa al momento de romper esas reacciones automáticas. La idea es interrumpir el flujo emocional en su comienzo y redirigirlo. Por ejemplo, si sientes que estás a punto de perder la calma, haz algo inesperado como cambiar de ambiente, ponerte a tararear una canción o, incluso, darte un pequeño pellizco. Es solo un chasquido de atención necesario para cambiar el curso.

Imagina tener un "botón de pausa" que puedes activar en cualquier momento. Eso, precisamente, es lo que logra la **interrupción de patrones**. Gradualmente, esas respuestas emocionales automáticas van perdiendo fuerza y son reemplazadas por nuevas y más conscientes.

Este tipo de prácticas requiere tiempo y paciencia, pero los resultados valen la pena. No solo reduces el impacto del trauma familiar en tu vida diaria, sino que creando estos nuevos patrones emocionales, te preparas para un futuro más positivo y libre. Con cada paso, cada pequeña victoria, le das a tu proceso personal de **sanación** una base más sólida y efectiva.

Incorporando una combinación de estas estrategias en tu rutina, te liberas de ataduras emocionales del pasado. Recuerda, el primer paso es ser consciente. A partir de ahí, todo lo demás fluye con práctica y **consistencia**, permitiéndote vivir en plenitud y tranquilidad, aguardando al próximo desafío emocional con mayor preparación.

Ejercicio Práctico: Ritual de Liberación Emocional

Empecemos con lo primero. Es crucial que crees un **espacio** tranquilo y seguro para tu ritual. Apaga el móvil y busca un rincón de tu casa donde te sientas a gusto. Puede ser tu sillón favorito o ese lugar de la sala donde siempre lees. Lo importante es que te **enfoques** en ti mismo y en lo que necesitas liberar. Quita todo lo que pueda distraerte. ¿Un candil de lavanda? Podría ser una buena idea. Así lograrás una atmósfera relajada, perfecta para lo que viene.

Ahora, toca **escribir** esos patrones emocionales heredados en trocitos de papel. Agarra un papelito y escribe, no hace falta que uses palabras rebuscadas. "Miedo al fracaso", "sensación de no ser suficiente", cosas así. Déjalas fluir como vengan. Este paso es fundamental. Es reconocer explícitamente que estas **emociones** existen y afectan tu vida. Notarás cómo, con cada palabra escrita, esa emoción va saliendo de ti. Es como si liberaras un poco de peso con cada frase.

Luego, enciende una vela o crea un pequeño fuego, siempre que sea seguro hacerlo, claro está. Si tienes una chimenea o una veladora, creo que es algo especial que puede marcar la diferencia. El **fuego** tiene algo que de por sí simboliza tantas cosas: limpieza, transformación. Ten mucho cuidado, que no queremos accidentes. Busca una llama segura, te lo digo muy en serio. Necesitas ser consciente y crearte ya una imagen diferente: algo está pasando.

Llega el momento de leer cada papel en voz alta. Lee el patrón, reconócelo, piensa "este sentimiento vino de aquí" y "me afectó de esta manera". Hablarlo en voz alta hace que lo enfrentes, ya no está guardado en un rincón. Es como si estuvieras conversando con ese patrón, admitiendo su existencia. Esto es importante porque te permite mirar el pasado de frente, abrazar el patrón pero sintiéndote listo ya para dejarlo ir.

Ahora, rompe o quema los papeles, liberando simbólicamente el patrón. Al hacer esto, visualiza cómo esos **sentimientos** ya no forman parte de ti. El papel arde, las cenizas se van. Mereces cosas mejores. Mientras desaparecen en las llamas, imagina tus cargas también disipándose. Si rompes los papeles, es igual. Mira los pequeños pedazos y percibe que se fueron, cual mal aire que ya no estaba.

Seguimos con algo súper importante: decir una **afirmación** positiva o intención para nuevos patrones emocionales. Algo positivo que resuene contigo: "Soy suficiente", "Mi familia no define mi valor". Usa lo que te haga sentido. Puede parecer una frase sencilla, pero es poderosa. Al decirla, te haces una auto-promesa, un comienzo fresco lleno de esperanza.

Finalmente, llega el momento de cerrar el ritual con unos minutos de silencio o **meditación**. Estás en paz ahora. Sientes tranquilidad, puedes sentarte algunos minutos en silencio. Respira profundo, deja que toda la energía liberada se mezcle con el aire.

Este ritual busca inaugurar una nueva etapa en tu vida, dejando la carga atrás. Ve ordenando todo poco a poco al paso de cada fogón que mantiene sencillo con cada fuego nuevo al aire. Hazlo sin prisas ni preocupaciones. Tu **bienestar** es lo que cuenta más y más.

En conclusión

Este capítulo te ha guiado en un viaje **transformador** hacia la liberación del **equipaje** emocional heredado. Es fundamental reconocer y tratar estas cargas para poder **avanzar** y crear un futuro positivo para ti mismo. Algunos puntos clave que has cubierto en este capítulo son:

• Cómo identificar y validar el dolor emocional transmitido por generaciones y su impacto en tu vida.

• La importancia de comprender el "duelo ancestral" y cómo afecta tus estados emocionales actuales.

• La utilidad de escribir un "Inventario de Herencias Emocionales" para catalogar y entender los patrones emocionales heredados.

• Técnicas para liberar la **culpa** asociada a los **traumas** familiares y patrones heredados, dejando ir la "responsabilidad mal colocada".

• Estrategias para desarrollar la **compasión** hacia ti mismo y tus antepasados a través del **perdón**, rompiendo así los ciclos de trauma generacional.

Este capítulo te ha proporcionado **herramientas** y reflexiones valiosas para comenzar tu propio proceso de **sanación**. Al aplicar lo aprendido, estás dando un importante paso hacia un futuro emocionalmente saludable y lleno de nuevas oportunidades. ¡Atrévete a dejar atrás lo que no te pertenece y construye caminos emocionales positivos y sanos!

Capítulo 7: Sanando al Niño Interior

¿Alguna vez te has preguntado por qué ciertas **heridas** siguen presentes? Yo también. En este capítulo, vas a empezar un **camino único** – uno que cambiará cómo te ves a ti mismo. Hablaremos sobre conectar con tu yo más joven, uno que sigue gritando por tu atención. No, no se trata de viajar al pasado, es más sencillo que eso. Vamos a mirar de cerca esas heridas de la **infancia** que tal vez sigan afectándote. Te mostraré **técnicas** para que puedas aprender a cuidarte mejor, como si fueras tu propio padre.

Nos enfocaremos en construir una **resistencia** emocional que has perdido. Finalmente, tendrás la oportunidad de participar en un ejercicio práctico para **dialogar** con tu niño interior. Imagina la posibilidad de entender y sanar esos momentos dolorosos que siempre pareció que te perseguían. Tu **curiosidad** queda invitada a caminar conmigo en esta interesante travesía de **autodescubrimiento** y sanación.

Reconectando con tu Yo más Joven

Vamos a hablar un poco de cómo **conectar** con las diferentes etapas de tu yo infantil. A veces, los **traumas** que llevas vienen desde niño -- esa etapa tan formativa y sensible. La clave para sanar estas heridas es, primero, identificarlas. Debes buscar en tu interior y tratar de localizar esos momentos específicos en tu infancia. Tal vez las cosas no estaban muy claras antes y ahora necesitas un cierre.

Para empezar, cierra los ojos y piensa en los diferentes momentos de tu vida cuando eras niño. Piensa en tu "yo" de cinco años, luego en el de diez, y hasta en el de quince. ¿Cómo eras? ¿Qué sentías? A lo mejor hay detalles que olvidaste pero volverán a ti cuando hagas este ejercicio. Imagina a este niño frente a ti y conversa con él. Pregúntale qué le preocupaba o qué deseaba. Este es un ejercicio muy poderoso para entender cómo esas **experiencias** moldearon quién eres hoy.

Y esto nos lleva al "trabajo con el **niño interior**". Básicamente, es una técnica de sanación emocional que se basa en la idea de reconectar y cuidar esa parte de ti que aún sigue siendo un niño. Este método ayuda a sanar traumas familiares que has heredado. Porque sí, aunque no lo creas, algunos de esos traumas pasaron de generación en generación, como si fueran una especie de legado no deseado.

Hay muchas formas de hacer este trabajo. Una es mediante la **meditación**. Otra es a través de la terapia. Lo esencial es tener paciencia y ser amable contigo mismo. Imagínate que eres el adulto que ese niño necesitaba en su momento -- eso puede traer mucha claridad y alivio.

Hablando de herramientas potentes, no puedo dejar de mencionar la técnica de **visualización** llamada "Regresión de Edad". Esto puede sonar complicado, pero en realidad es un proceso bastante simple y muy efectivo para acceder a tus recuerdos y emociones de la infancia. Y claro, esto te ayudará a liberar muchas de esas cargas emocionales que llevas sin darte cuenta.

Para hacer una "Regresión de Edad", busca un lugar tranquilo. Cierra los ojos y respira profundamente. Visualiza una escalera frente a ti. Con cada escalón que bajes, te acercas más a una versión más joven de ti mismo. Baja los escalones lentamente, contando hacia atrás: 10, 9, 8... así hasta llegar al primer nivel. Una vez ahí, visualiza la puerta de tu antigua casa, o algún lugar seguro de tu infancia.

Ahora abre esa puerta y entra. Los detalles son importantes. Trata de sentir los olores, ver los colores y escuchar los sonidos. Todo esto te ayudará a **conectar** con esos recuerdos escondidos. Cuando te encuentres con tu yo infantil, háblale -- dile lo que te hubiera gustado saber en ese momento, ofrécele palabras de aliento y seguridad. Esto no solo es liberador, sino que también te da una nueva perspectiva de tus experiencias pasadas.

El proceso puede que no sea inmediato y requiere práctica, pero cada vez que lo hagas irás quitando capas de esas heridas que llevas tiempo acumulando. Poco a poco, al reconectar con tu yo más joven y atender sus necesidades, estarás **sanando** esos trozos de tu ser que pensabas que nunca curarían.

Así que, ya sabes, abrir esos canales de comunicación con tu yo infantil es el primer paso hacia una gran sanación emocional. Empieza hoy y obsequia a tu niño interior ese abrazo y esas palabras que tanto necesitaba.

Abordando las Heridas de la Infancia

Para empezar, es esencial que **identifiques** las heridas que quedaron de tu infancia, esos momentos difíciles que te marcaron de alguna manera. Todos tenemos algo que sanar, y es importante reconocerlo para iniciar el proceso de curación. Las estrategias para reconocer estos **traumas** pueden ser varias. Piensa en situaciones o recuerdos desagradables que siguen causándote dolor o molestia. A veces, esos recuerdos vuelven inesperadamente... y te sientes como si fueras ese niño de nuevo.

Puede ayudarte mucho escribir sobre esos momentos. Abre un diario y deja que las palabras fluyan sin filtros. Examina lo que escribiste luego y trata de entender las **emociones** que aparecen. Hablar con amigos o un terapeuta puede darte otra perspectiva. No estás solo... buscar ayuda es algo valiente. La **meditación** también puede ser útil. Al estar quieto y enfocado, puedes sintonizarte con tu yo interior, reviviendo eventos sin tanto dolor. Probar estas estrategias puede ofrecerte claridad y fortalecerte.

Ahora, es crucial que entiendas cómo esas heridas de la niñez afectan tu vida de adulto. Pueden influir en la manera en que te relacionas con los demás y contigo mismo. Por ejemplo, si cuando eras niño no recibiste suficiente atención o cariño, hoy podrías buscar aprobación constantemente. Te vuelves dependiente del aprecio de los demás. Puede llevarte a atraparte en relaciones tóxicas. Te saboteas sin darte cuenta, repitiendo patrones de comportamiento. Pero no todo está perdido. Al reconocer estos patrones, puedes comenzar a romperlos. Trabaja día a día.

Este proceso también puede afectar tu autoestima. Sentirte inseguro, dudar de tus propias capacidades... Pero puedes aprender a tratarte con más amabilidad, como si fueras ese niño que quiere afecto y cuidado. Respétate a ti mismo.

Entonces, mirando hacia las heridas específicas, el "**Mapeo** de Heridas" puede ser muy beneficioso. Este ejercicio te permite explorar tus experiencias y verlas en una nueva luz. Toma un papel y dibuja un mapa dividido en fases de vida: infancia temprana, adolescencia, etc. Es mejor hacerlo con colores, dibujar, agregar stickers. Hazlo vivo. En cada fase, anota cualquier evento significativo o trauma. Todo. Luego, observa el mapa terminado y busca conexiones. A lo mejor algo de la adolescencia fue reflejo de la dulce niñez perdida.

No se busca revivir el **sufrimiento**, sino entenderlo. Verlo objetivamente. Así, identificar esos puntos críticos te permite trabajar conscientemente en ellos, sabiendo qué áreas necesitan más atención y amor. Da miedo... pero es el primer paso para dejar atrás el pasado y crear un futuro más positivo.

Con estas herramientas y un poco de tiempo, puedes enrutar tu camino hacia la **sanación**. Puede que duela hacer estas exploraciones... pero estarás sanando paulatinamente. Regresar a esas heridas, entenderlas, buscar nuevas maneras de vivir demuestran una transformación poderosa. No debes sentir culpa por lo vivido, por sufrirlo. Pero ser libre empieza por entenderlo y cuidarte tú mismo.

Tendiendo un puente entre el pasado y el presente, se abren nuevas posibilidades. Trabajar lo interno refleja en lo externo. Cultiva un futuro hecho desde el amor y cariño interior sano. Así, permítete vivir en paz y alegría, sanando a ese niño interno olvidado.

Técnicas de Reparentalización para el Autocuidado

Desarrollar una voz interior que te cuide es como tener un **mejor amigo** siempre contigo. Pero no siempre es fácil, especialmente si llevas años escuchando mensajes negativos de la infancia. Esos mensajes pueden quedarse como una grabadora rota, repitiendo esas cosas que te hacían sentir pequeño o insuficiente.

La buena noticia es que puedes empezar a cambiar esos mensajes creando una voz interna nueva que sea **compasiva** y amorosa. ¿Te imaginas cómo sería levantarte por la mañana y escuchar "Lo estás haciendo bien" en lugar de "No eres suficiente"? Es un camino hacia la **libertad emocional**. Puedes comenzar reconociendo esas voces viejas. Una técnica es identificar cada pensamiento negativo y convertirlo en algo amable o alentador. Por ejemplo, si piensas "Nunca haré esto bien", puedes cambiarlo a "Estoy aprendiendo y mejorando cada día". Será como convertirte en tu propio animador.

Ahora, relacionando esto con el concepto de "auto-parentalización". Es una palabra complicada, lo sé, pero la idea es sencilla. Se trata de aprender a ser tu propio padre o madre. Así, como cuando eras pequeño y necesitabas que alguien más te ayudara a sentirte seguro y amado, ahora eres tú quien cumple ese rol.

En la auto-parentalización, tomas **decisiones** que te protegen y cuidan, como lo haría un buen padre o una buena madre. Esto significa alimentarte bien, darte tiempo para descansar, y hablarte a ti mismo de manera amable. Es darte permiso para cometer errores sin castigarte, igual que como lo harías con un niño que está aprendiendo. Este proceso se siente raro al principio, pero con el tiempo se convierte en una fuente de gran consuelo y fuerza.

Pasando de esto, hablemos de una técnica específica que puedes usar: el "**Diálogo Interno**". Es una de las formas más efectivas de practicar el auto-habla positivo y el apoyo emocional. Consiste en conversar contigo mismo, literalmente. Imagina una situación difícil que enfrentaste y ponte en los zapatos de un buen amigo hablando contigo.

Puedes practicar esto sentándote en un lugar tranquilo y escribiendo las dos partes del diálogo. Pregúntate cosas como "¿Qué necesitas oír hoy?" y luego responde con palabras amables y de apoyo. Puede sonar algo extraño al principio pero al hacer esto, le das voz a ese aspecto cuidador que has estado construyendo.

Esa práctica convierte lo abstracto en algo muy concreto. Es como desarrollar un **hábito** nuevo. No necesitas mucho tiempo, quizá unos minutos al día. Poco a poco, te darás cuenta de que empiezas a cambiar esa narrativa interna de forma casi automática.

Para cerrar, recuerda que desarrollar una voz interna que te cuide, practicar la auto-parentalización y usar el diálogo interno no es una carrera. Es un **viaje**, un proceso que lleva tiempo y práctica, pero que vale cada esfuerzo. Es darte a ti mismo el amor y cuidado que siempre has necesitado. Terminarás dándote cuenta de que ya no necesitas buscar externamente lo que siempre ha estado dentro de ti.

Desarrollando la Resiliencia del Niño Interior

Empezar a trabajar en la **resiliencia** emocional de tu niño interior puede parecer complicado, pero no lo es tanto. La clave está en ofrecerle al niño que fuiste lo que no tuvo en su momento. Esto puede incluir escucharlo, validar sus **emociones** y darle el apoyo que le faltó. Aquí te enseñaré algunas estrategias simples y poderosas.

Hablarle a tu niño interior con cariño es crucial. Imagina que enfrente de ti está ese niño que fuiste y dile palabras amorosas. Algo como "Estoy aquí para ti," "No estás solo" o "Es normal que te sientas así." Estas palabras tienen un poder sanador increíble.

Otra estrategia eficaz es permitirte **sentir** aquellas cosas que no pudiste cuando eras pequeño. Tal vez te enseñaron a tragarte las lágrimas o a ser "fuerte." Pero ser fuerte también significa reconocer tus sentimientos. Permítete llorar si lo necesitas. Llora el tiempo que quieras. Es un desahogo que sana.

Para fortalecer esa resiliencia también puedes crear un espacio seguro dentro de ti. Cuando sientas que estás perdiendo la calma, piensa en un lugar donde te hayas sentido a salvo cuando eras niño. Puede ser la casa de los abuelos o algún sitio donde encontrabas paz. Usa ese lugar como tu refugio mental. Cada vez que lo visites mentalmente, le darás a tu niño interior un descanso necesario del **estrés** actual.

Es importante que veas a tu niño interior como una fuente de sabiduría. Existe una magia en esa parte de nuestra vida llena de

creatividad y puro gozo. Mantén en tu vida rituales que te conecten con esa inocencia, como dibujar, bailar o simplemente jugar.

La "nutrición retroactiva" es un concepto simple pero poderoso. Se trata de darle al niño interior lo que no tuvo en su momento, pero en el ahora. Puedes escribirte cartas a ti mismo en tu infancia, reconociendo las carencias o el dolor que sentiste y respondiendo con cariño y compasión.

Piensa también en los abrazos que no recibiste. ¿Recuerdas alguna vez que necesitaste un abrazo y no lo obtuviste? Cierra los ojos y hazte sentir ese abrazo ahora. Sentir ese gesto de cariño puede reconfortar y sanar esa herida emocional que cargaste por tanto tiempo.

Muchas veces, esa falta de nutrición emocional se traduce en inseguridades muy arraigadas. Decir en voz alta "Te amo, estás a salvo y eres suficiente" a ti mismo puede sonar ridículo al principio, pero tiene un efecto muy positivo. Al escucharte decirlo, tu niño interior empieza a creérselo, y su **seguridad** desde adentro crece poco a poco.

La **visualización** es una herramienta poderosa. La "Construcción de Resiliencia" es una técnica que permite sanar de manera profunda. Cierra los ojos e imagina un mundo dentro de ti, donde tu niño interior puede sentirse tranquilo y seguro. Este mundo puede tener todo lo que tanto anhelabas cuando eras chico: juguetes, alimentación emocional, y tiempo para jugar sin preocupaciones. Escríbelo o dibújalo para hacer esta visualización aún más tangible.

Imagina lugares especiales: un árbol para trepar, un campo de flores para correr, una escuela donde siempre te aceptan. Esta visualización también incluye la presencia de figuras que te protegen y guían. Pueden ser mentores imaginarios que siempre te dan palabras de ánimo y protección. Haz que hagan y digan exactamente lo que necesitas oír.

Finalmente, crea un ritual diario donde revisites este mundo seguro. Así, vas instaurando un espacio de confianza dentro de ti mismo al que puedes acudir siempre que lo necesites. Esto será un pequeño pero esencial proceso en construir una vida emocionalmente más **balanceada**.

Como puedes ver, todas estas prácticas están en tus manos, accesibles y llenas de poderes sanadores. Paso a paso, cada pequeña práctica contribuirá a que tu niño interior se sienta cada vez más seguro, entendido, y valorado.

Ejercicio Práctico: Diálogo con el Niño Interior

Comienza este ejercicio buscando un **espacio** tranquilo donde puedas relajarte sin distracciones. Una vez allí, cierra los ojos y afina tu mente a lo que viene.

Lo siguiente es **visualizar** a tu niño interior. Imagina una edad o etapa específica de tu infancia. Piensa en algún momento significativo, feliz o triste, eso depende de ti. Tal vez esa vez en el parque, o ese instante en la cocina aprendiendo a hacer galletas. Tráelo a tu mente con claridad.

Ahora, empieza un **diálogo** mental con ese niño interior. Pregúntale: "¿Qué necesitas?" Puede sentirse un poco raro al principio, pero no te preocupes, estarás bien. Es importante esperar y escuchar la respuesta, aunque se sienta en silencio o imaginario.

La parte crucial es **escuchar** y responder con compasión. No te limites, permítete decir lo que sea necesario para darle paz a tu niño interior. Un simple "debió ser difícil que te dijeran eso" puede marcar una gran diferencia. Hazlo con todo tu corazón.

Ofrece **consuelo**, apoyo y tranquilidad. Podrías decirle: "Está bien. Estás seguro ahora. Estoy aquí para ti." Hazlo desde el lugar más honesto y cariñoso de tu ser actual.

En la siguiente fase, visualízate **abrazando** a ese niño, fusionando tu yo del pasado con el presente. Es como si dos partes de ti mismo se unieran para formar un conjunto más fuerte. Haz que ese abrazo sea fuerte y lleno de amor.

Finalmente, abre los ojos y **escribe** en un diario sobre tu experiencia. Lo que aprendiste, lo que sentiste. Escribe lo que se te pase por la cabeza. No tiene que ser perfecto, solo real y auténtico.

¿Te has dado cuenta de cómo esta práctica simple ayuda a **sanar** esas heridas del pasado? Volver a conectar con el niño interior no es nada más que un viaje de amor y entendimiento. Ya estás dando pasos importantes hacia la curación.

En conclusión

Este capítulo te ha llevado en un **viaje** hacia la parte más profunda y pura de tu ser: tu **niño interior**. Has aprendido sobre la importancia de reconectar con esa versión del tú más joven y cómo **sanar** las heridas emocionales que quedaron en tu corazón desde la infancia. Estos son algunos de los puntos más importantes del capítulo:

Has visto la importancia de identificar y conectar con las diferentes etapas de tu niñez. También has descubierto qué es el "trabajo del niño interior" y su papel crucial en la **sanación** de traumas familiares. Te has familiarizado con la técnica de **visualización** llamada "Regresión de Edad" para acceder a viejos recuerdos y emociones. Además, has explorado estrategias para reconocer y sanar **traumas** y negligencias específicas de la infancia. Por último, has comprendido cómo las heridas de la niñez pueden afectar tu **comportamiento** y relaciones en la adultez.

No olvides aplicar las estrategias y técnicas que aprendiste en este capítulo. Al hacerlo, darás el paso necesario hacia una vida más plena y en **armonía** contigo mismo. ¡Ánimo, puedes lograrlo y transformarte en la mejor versión de ti!

Capítulo 8: Transformando las relaciones familiares

¿Quieres mejorar cómo te **relacionas** con tu familia? Estoy aquí para decirte que es posible. En esta vida, sabemos lo importante que es construir buenas **conexiones** con quienes compartimos tanto. La relación con la familia a veces es complicada, pero también puede ser la que más vale la pena. Yo recuerdo muchas veces en las que deseaba haber sabido esto antes. En este capítulo, te cuento todo sobre poner **límites** saludables con los tuyos, **comunicarte** mejor, enfrentar **conflictos** no resueltos, y más.

No te preocuparás más por esos desencuentros repetidos. En lugar de eso, tu hogar será un retrato de apoyo **emocional**. Sí, lo sé, suena ambicioso. Pero confía, al introducir estos pequeños **cambios** y estrategias, notarás una gran diferencia. Vamos, dale una oportunidad y verás todo lo que puedes obtener de ti y de tu **familia**. Te sorprenderás de cómo pueden mejorar las cosas cuando pones en práctica estos consejos.

Estableciendo límites saludables con la familia

Identificar y establecer **límites** personales dentro de la dinámica familiar puede ser una tarea difícil, pero esencial. Quizás te preguntes cómo empezar o incluso qué son esos límites. Piensa en ellos como fronteras invisibles que te protegen. Ayudan a mantener el respeto y la comprensión mutua entre tú y los miembros de tu familia. Aquí vamos a repasar algunas estrategias que pueden ser útiles.

Primero, observa tus **interacciones** familiares. Contempla momentos en los cuales has sentido incomodidad o invasión de tu espacio personal. ¿Hay hábitos que te molestan o comentarios que te hacen sentir mal? Identificar estas situaciones es el primer paso para saber dónde necesitas poner límites. Puedes usar un diario para anotar estas observaciones. Esto te ayudará a clarificar pensamientos y emociones.

Luego, es crucial aprender a **comunicar** esos límites de forma asertiva. Utilizar frases como "Me siento incómodo cuando..." o "Necesito un poco de espacio cuando..." puede ser útil. La clave está en ser claro, directo y, más importante, mantener un tono respetuoso. No hay necesidad de levantar la voz ni de ponerte a la defensiva. Solo precisa tus necesidades de una manera que los demás puedan entender sin ofenderse.

Pasemos ahora al concepto del "**enredo** emocional". ¿Alguna vez has sentido que las emociones de tus familiares te afectan más de lo que deberían? Esto es muy común cuando existe demasiada dependencia emocional entre los miembros de la familia. Imagina que tus emociones están enredadas como cables entrelazados. Sabes que es complicado desanudarlos.

Este tipo de enredo puede añadir estrés innecesario a tu vida. Cuando uno de tus familiares está triste, tú también lo estás. Y cuando ellos están molestos, de repente tú sientes la misma furia. No te pertenecen esas emociones, pero las llevas como si fueran tuyas. Es importante reconocer esto para poder poner límites donde sea necesario.

Hablar con alguien **experto** sobre estos sentimientos puede ser de gran ayuda. Y no hay necesidad de que esas charlas sean prolongadas o profundas desde el inicio. Incluso discusiones informales con amigos pueden ofrecer perspectivas inmediatas que ayudan a identificar dónde están ocurriendo esos enredos emocionales.

Finalmente, para cerrar nuestra ruta de entendimiento y reconexión contigo mismo, veamos el "Guion para el establecimiento de límites." Sí, hablo de **guion** porque, como cualquier habilidad, requiere práctica. Así suena un ejemplo:

"Hola [nombre del familiar], quiero hablar sobre algo que me ha estado molestando. Valoro mucho nuestra relación y, precisamente por eso, necesito establecer algunas cosas que me hagan sentir más cómodo. Me he dado cuenta de que [describe la situación]. Me gustaría que, por favor, [explica claramente lo que necesitas]. Así creo que ambos estaremos más a gusto."

¡Listo! Muy sencillo.

Este guion no solo te ayuda a expresar tus necesidades, sino que también abre la puerta a una **conversación** honesta y respetuosa. No busques culpables ni responsabilices a los demás de tus emociones, sino más bien enfócate en tus propias necesidades.

Ya sea identificando dónde necesitas límites, comprendiendo el enredo emocional, o usando un guion para hablarlo, lo importante es que no es algo estático. Es un proceso que requiere paciencia y **práctica** constante.

Así que meterte de lleno en estos conceptos puede ayudarte a finalmente encontrar el equilibrio emocional que todos necesitamos para tener relaciones más saludables.

Mejorando los Patrones de Comunicación

A veces en la familia se crean estilos de **comunicación** que no ayudan—son más como un obstáculo. Para empezar, debes reconocer estos estilos disfuncionales. Observa momentos cuando haya gritos, silencios largos o palabras hirientes. Estas son señales de que algo no funciona. No culpes a nadie, pero tienes que verlo para poder cambiarlo.

Una vez que veas estos **patrones**, empieza poco a poco a hacer cambios. Por ejemplo, si alguien tiende a gritar, trata de hablar en voz baja. Esto puede sorprender al otro y hacer que baje su tono también. Si en tu familia es común el silencio prolongado, invita a la gente a hablar de lo que sienten, sin juicios. Practica esto cada día y poco a poco notarás la diferencia.

Y a veces, esa comunicación difícil es como un ciclo que nunca termina. Ahí entra el concepto de "comunicación circular". Es cuando un comentario lleva a otro y otro, girando en círculos con más enfado y menos entendimiento. Rompe ese ciclo. Si alguien dice algo que duele, en vez de contestar con otra cosa mala, trata de parar. Puedes decir algo como: "Eso me dolió, hablemos sin lastimarnos". Con eso, interrumpes el ciclo y abres espacio para **escuchar** de verdad.

Por ejemplo, si tu padre siempre critica cómo haces algo, y tú respondes siempre a la defensiva, vas a seguir en un círculo vicioso. En su lugar, intenta entender por qué reacciona así. Cuando cambias tu reacción, fuerzas el cambio en el patrón de él también. No es fácil, pero vale la pena.

Además de evitar caer en esos ciclos, hay técnicas más prácticas que puedes usar a diario. Una de ellas es "Escucha Activa". Esto consiste en no solo oír, sino de verdad poner atención y entender al otro. Muchas veces en las charlas, estamos pensando en qué decir después en lugar de realmente escuchar. Aquí te pasas al otro lado. Mientras escuchas, no interrumpas, deja que la persona termine. Demuestra que estás entendiendo con gestos o comentarios simples como "entiendo" o "eso suena duro".

Si tu hermana comparte que tuvo un día malo en el trabajo, escucha sin tratar de "arreglar" la situación de inmediato. Pregunta cosas abiertas como "¿qué pasó?". Hazle sentir que estás ahí, sin más. A veces solo con esto, ya estás ayudando. A todos nos gusta sentirnos **escuchados**, sin ser juzgados.

Entonces, practica a diario. Pregunta e interésate por el otro. Esta técnica de "Escucha Activa" se trata de crear espacio donde todos sientan que su voz importa. Ah, y no fuerces **soluciones** de inmediato, a veces sólo escuchar ya es suficiente.

Cada familia tiene su propio estilo y su forma de hacer las cosas pero, a fin de cuentas, reconociendo patrones malos y enfocándote en escuchar activamente, puedes generar cambios significativos en cómo os comunicáis. Al principio puede ser incómodo o extraño, pero sigue intentándolo.

Transformar la **comunicación** en tu familia toma tiempo y **dedicación**, pero llevando el enfoque a otros que no sólo gritan o callan, y utilizando técnicas como escuchar de verdad, es posible. Pon en práctica estos cambios y verás cómo, poco a poco, se construyen **relaciones** más sólidas y sanas en tu entorno familiar.

Abordando Conflictos Familiares No Resueltos

Hablemos de algo que todos conocemos bien: los **conflictos** familiares. A veces parecen cicatrices que nunca sanan. Pero ¿y si te digo que hay formas de abordarlos y resolverlos sin cargar con ese peso para siempre? Sí, existen varios métodos que pueden ayudarte a lidiar con esas disputas de larga data que simplemente no desaparecen.

Primero, no te preocupes si no sabes por dónde empezar. En serio. La **comunicación** es clave. Hablar abiertamente sobre lo que duele y el porqué puede ser una de las cosas más difíciles. Pero es a través de esas conversaciones que puedes empezar a sanar. Hacerlo en un ambiente seguro y cómodo ayuda mucho. Puedes intentar:

• Invitar a todos a una charla en un lugar neutral.

• Escuchar sin interrumpir, incluso si no estás de acuerdo.

• Mantener la calma y ser paciente, puede que la otra persona necesite tiempo para abrirse.

Y si crees que hablar cara a cara no es lo mejor, escribir una carta es una gran alternativa. Poner tus pensamientos y sentimientos en papel puede ayudarte a clarificar lo que realmente quieres decir sin la presión del momento.

Ahora, pasemos a algo un poco más técnico pero igualmente fascinante: la teoría de **sistemas** familiares. Este concepto fue desarrollado por Murray Bowen y básicamente dice que las familias son como sistemas. Cada miembro influye en los demás y, de alguna manera, todos están conectados. ¿Interesante, verdad?

La teoría de sistemas familiares se aplica a la **resolución** de conflictos porque te ayuda a entender que no estás tratando solo con una persona, sino con todo un entramado de relaciones y dinámicas. Al ver la familia como un sistema, puedes identificar patrones que quizás ni sabías que existían.

Por ejemplo:

• Puedes notar que cuando alguien en la familia está estresado, eso afecta a todos.

• Entender que tienes roles establecidos que influyen en cómo manejas los conflictos.

• Reconocer estos patrones puede ser el primer paso hacia la resolución real y duradera.

Cambiar estos patrones no es inmediato ni fácil y ahí es donde entra nuestra próxima técnica: el **mapeo** de conflictos. Es una herramienta visual súper útil para entender mejor las dinámicas familiares complejas. Te preguntarás, ¿cómo funciona exactamente?

Bueno, digamos que tomas un papel grande y empiezas a dibujar un mapa. Cada miembro de la familia es un punto y las líneas entre ellos representan las relaciones o los conflictos. Lo bueno del mapeo es que puedes ser tan detallado o simple como desees. Incluye:

• Flechas para mostrar la dirección del conflicto, quién lo inicia y cómo fluye.

• Colores diferentes para señalar **emociones** como el enojo, el resentimiento o el amor.

• Nombres y etiquetas que ayuden a entender el papel que cada persona juega en la situación.

A medida que dibujes tu mapa, es probable que surjan insights que no habías considerado antes. Tal vez descubras que dos miembros que aparentemente no tienen problemas directos entre ellos en realidad están involucrados más de lo que pensabas. Esto puede ayudarte a encontrar nuevas formas de abordar los conflictos de manera más efectiva.

En resumen, abordar y resolver conflictos familiares no resueltos puede ser un **desafío**, pero no es imposible. A través de la comunicación abierta, la comprensión de la teoría de sistemas familiares y el uso de herramientas prácticas como el mapeo de conflictos, puedes empezar a desentrañar esos nudos emocionales que te atan al pasado. Y no solo eso, puedes allanarte el camino hacia **relaciones** más armoniosas y significativas en el futuro.

Fomentar el apoyo emocional dentro de la familia

Imagina vivir en un hogar donde todos los miembros se sienten **comprendidos** y apoyados emocionalmente. No parece una utopía. Crear una cultura de apertura emocional y apoyo dentro de la familia puede parecer una tarea complicada, pero con un poco de esfuerzo, todos podemos trabajar en ello. La clave es la **comunicación**. Por ejemplo, compartir cómo te sientes después de una jornada laboral o escolar ayuda a que todos sepan en qué estado emocional estás. Además, pedir y ofrecer ayuda cuando es necesario fortalece el **vínculo** familiar.

Antes de seguir, piensa en un momento cuando alguien en tu familia te dijo cómo se sentía, y cómo eso creó una conexión más fuerte entre ustedes. Es valioso, ¿verdad? Pues bien, esa honestidad puede ser la base de una cultura de apertura emocional. No es solo hablar por hablar. Es **escuchar** con atención, sin interrumpir y sin juzgar. Algo que, aunque simple, cambia mucho las dinámicas familiares.

Y cuando hablamos de dinámicas familiares, entra en juego otro concepto fundamental: el **coaching** emocional. Con esta técnica, uno de los roles en la familia consiste en servir como guía emocional. No necesitas ser un experto psicólogo, más bien, es sobre estar disponible para apoyar emocionalmente a otros y ayudarles a interpretar y manejar sus emociones. Por ejemplo, si notas que tu hermano está estresado, podrías animarlo a hablar sobre lo que le preocupa y ofrecerle alguna perspectiva o técnica que le haya funcionado a otro miembro de la familia.

Aplicar el coaching emocional en una familia destaca la importancia de hablar abiertamente sobre **sentimientos** y problemas sin miedo a ser juzgado. Al hacerlo juntos, se crea un círculo de confianza donde todos sienten que pueden acudir los unos a los otros cuando lo necesiten. Esto también incluye validar las emociones del otro.

Decir cosas como "entiendo cómo te sientes" o "es normal sentirse así en esta situación" crea un espacio seguro para las emociones.

Ahora, hablando de espacios seguros, hay un pequeño ritual que considero superefectivo: la **Revisión** Familiar. Básicamente, es un encuentro donde todos hablan abiertamente sobre sus semanas, lo que sienten y lo que necesitan emocionalmente. Esto puede hacerse cada mes. Para empezar, todos en la familia se sientan juntos en un ambiente relajado—quizás con un café o un té—y cada uno tiene su turno para hablar. El punto no es solucionar todos los problemas en una sentada, sino saber que pueden ser discutidos y que hay un espacio designado para ello.

Este ritual sirve para poner en pausa las preocupaciones diarias y centrarse en el bienestar emocional de la familia. También da a todos la oportunidad de hablar sobre cualquier conflicto pendiente de una manera constructiva. Es como cargar las baterías emocionales de la familia y asegurarse de que todos se sientan escuchados y valorados.

Estos conceptos de comunicación abierta, coaching emocional y revisión familiar no solo mejoran la calidad de las relaciones familiares, sino que también crean una base sólida de apoyo y cariño en el hogar. Me parece que todo esto nos lleva a tener una familia más fuerte y unida. Y creo que si logras implementar estas técnicas, verás una mejora notable en la calidad de vida de todos.

En fin, ¡vale la pena **intentarlo**!

Ejercicio Práctico: Estrategia de Comunicación Familiar

Vamos a adentrarnos en cómo **mejorar** la comunicación con tu familia, paso a paso.

Primero, identifica los **problemas** clave de comunicación dentro de tu familia. Quizá sepas de inmediato cuáles son, o tal vez necesites observar un poco más. ¿Interrupciones constantes? ¿Nadie escucha realmente lo que se dice? ¿Se malinterpretan las intenciones? Estos son tan solo algunos ejemplos de problemas comunes.

Luego, elige un problema específico en el que enfocarte para mejorar. No puedes arreglarlo todo de golpe. Ponte **metas** pequeñas y manejables. Tal vez decidas concentrarte en escuchar activamente a los demás sin interrumpir. O podrías trabajar en cómo expresar tus sentimientos de manera más clara, sin llevar una carga emocional tan pesada.

Ahora, escribe tu resultado ideal para este desafío de comunicación. **Imagina** cómo te gustaría que fuera la situación. ¿Qué esperarías sentir después de una buena conversación? Al tener una imagen clara de tu objetivo, será más fácil avanzar hacia él. No tiene que ser perfecto, solo mejor. Quizás quisieras sentirte más comprendido y menos tenso después de hablar con algún familiar.

Desarrolla un guion o puntos de **conversación** para abordar el problema. No necesitas memorizarlo palabra por palabra, solamente es una guía. Piensa en cómo comenzar la charla y cuáles temas son importantes cubrir. Tal vez quieras empezar diciendo algo como: "He notado que a menudo nos interrumpimos y eso me hace sentir que no se me escucha. ¿Podemos intentar escuchar sin interrupciones por unos minutos?"

Practica tu enfoque con un amigo de confianza o terapeuta. Este es un paso crucial. **Practicando**, podrás obtener retroalimentación y sentirte más seguro en cómo abordar la conversación. Un poco de ensayo puede hacer mucho por tu confianza cuando llegue el momento real.

Organiza un momento para tener la **conversación** con tu(s) familiar(es). Aquí la clave es encontrar un momento adecuado para todos. Ni muy tarde ni cuando estén cansados o apresurados. ¿Tal vez después de la cena? Busca un espacio tranquilo donde puedan hablar sin interrupciones externas.

Por último, reflexiona sobre el resultado y ajusta tu **estrategia** según sea necesario. Tras la charla, tómate un tiempo para pensar. ¿Qué salió bien? ¿Qué podría mejorar? Es probable que no hayas solucionado todo al primer intento, y eso está bien. Ajusta tu plan y sigue intentándolo. Este es un proceso continuo.

Y así, paso a paso, vas a empezar a notar mejoras en la comunicación con tu familia. Cada pequeña victoria cuenta. ¡Hasta aquí, vamos avanzando en nuestra misión de tener una comunicación más sana y clara!

En Conclusión

Este capítulo ha sido una **guía** para mejorar las relaciones familiares creando y ejecutando **límites** saludables, mejorando la **comunicación**, resolviendo conflictos no resueltos y ofreciendo apoyo emocional en la familia. Si aplicas estos conceptos, puedes ver un cambio notable en cómo te relacionas con tus seres queridos. Las herramientas y **técnicas** presentadas son intervenciones que puedes poner en práctica de inmediato.

En este capítulo has aprendido sobre:

• La importancia de establecer límites personales con familiares para mantener relaciones saludables.

• El "envolvimiento emocional" y cómo puede afectar negativamente tus relaciones familiares.

• La manera de tener una comunicación más efectiva, identificando y cambiando patrones disfuncionales.

- Cómo manejar **conflictos** familiares existentes de manera constructiva y con respeto mutuo.

- Métodos para brindar apoyo emocional dentro de tu familia, creando un ambiente seguro y abierto.

Te dejo con esta invitación: aplica lo que has aprendido. Los **resultados** pueden sorprenderte y traer una mejora significativa en la **dinámica** familiar. Practica estas técnicas con paciencia y constancia, y verás cómo fortalecen y sanan los **lazos** que compartes con tu familia. ¡Tú puedes lograrlo!

Capítulo 9: Liberándose de las Creencias Limitantes

¿Por qué sigues creyendo en cosas que te frenan? Detente un momento y piensa si alguna vez has sentido que no podías **lograr** lo que querías, sin saber realmente por qué. Pues yo también estuve en esa situación. Pero, déjame contarte algo. Este capítulo te ayudará a **identificar** esas creencias heredadas que, sin darte cuenta, han **influido** en tu vida.

¿Te has hablado mal a ti mismo? Todos lo hemos hecho. Aquí, aprenderás a **desafiar** ese diálogo interno negativo. ¿Y qué tal si cambiamos las narraciones familiares que llevan años rondando? Claro, ¡podemos darles otro **enfoque**!

Imagínate **adoptando** nuevas creencias que te empoderen. Menos dudas, más acción. Habrá ejercicios prácticos para poner todo esto en marcha. Este capítulo será como abrir esa ventana que siempre quisiste y que, de repente, te muestra un mundo de **posibilidades**. Vamos a **hacerlo** juntos.

Identificando Creencias Limitantes Heredadas

¿Alguna vez te has **preguntado** de dónde vienen ciertas creencias que parecen estar arraigadas en tu manera de pensar? Esas creencias que parecen limitar tu potencial y que a veces ni siquiera sabes por qué las tienes. Bueno, muchas veces estas raíces provienen del **trauma** familiar. ¿Cómo reconocer estas creencias que se traspasan de generación en generación?

Primero, presta atención a las cosas que repites como si fueran verdades absolutas. Una señal es escuchar las frases que te dijeron tus padres o abuelos. "En esta familia, siempre nos va mal económicamente" o "Nunca se acepta a los extraños", por ejemplo. Son más que simples palabras. Reflejan traumas y miedos pasados. Pensarlas y analizarlas te hará ver si realmente son tuyas o si las has **heredado**.

Pero hay más. Además de escuchar lo que dices, observa cómo actúas frente a ciertas situaciones. Tal vez sientes miedo al acercarte a nuevas personas o una resistencia natural a asumir riesgos. Estas reacciones son indicadores de creencias limitantes heredadas. No es fácil reconocerlo al instante, pero el hecho de hacerlo ya te pone en camino para liberarte de ellas.

Ok, ya hablé sobre reconocer estas creencias. Pero, ¿esto qué significa realmente? Hablemos del concepto de "**sistemas** de creencias". Aquí vamos...

Un "sistema de creencias" es como la base desde la cual ves y vives el mundo. Piensa en ello como los lentes a través de los cuales observas la vida. Están moldeados por todo tipo de experiencias, especialmente las familiares. Tus padres, tíos, abuelos... todos ellos contribuyen a este sistema de creencias. Te transmiten sus propias experiencias, sus logros y fracasos, sus miedos y sus esperanzas.

Por ejemplo, si tus padres vivieron épocas de crisis y siempre te dicen que el **dinero** es difícil de ganar y fácil de perder, seguramente terminas con una relación complicada con el dinero. Sientes que siempre estás al filo del abismo, preocupado por la escasez. Y todo por un tipo de trauma heredado.

Esto no termina aquí. Hay más que decir sobre cómo estos sistemas afectan tu vida. Pero antes de que sigamos navegando estas aguas, quiero hablarte de una técnica muy útil...

Vamos a hablar sobre una técnica que te puede ayudar mucho, el "Inventario de **Creencias**". Es una manera práctica de catalogar y analizar tus creencias fundamentales. Sí, sé que suena un poco pesado, pero en realidad es bastante simple.

Toma una libreta y crea una lista de todas las creencias que piensas tener. No te preocupes por que sean muchas, sólo apunta todo lo que te venga a la mente. Por ejemplo:

• El dinero es malo.

• No soy lo suficientemente bueno para esto o aquello.

• Las personas siempre me decepcionan.

No importa si parece tonto. Es para ti, no para nadie más. Una vez que tengas estas creencias apuntadas, es momento de analizarlas. Pregúntate: ¿De dónde salió esto? ¿Es algo que realmente creo o algo que me inculcaron? ¿Cómo esta creencia me ha **afectado**?

Este proceso te ayudará a poner las cosas en perspectiva y, sobre todo, a identificar cuáles creencias has heredado de tu familia. Verás que muchas de ellas no tienen una base lógica, sino que están más relacionadas con lo que otros vivieron y te transmitieron.

Con este análisis no estamos diciendo que todo lo que haces esté determinado por tu familia, pero sí que muchas de las cosas tienen raíces profundas en lo que viste y aprendiste de pequeño.

Bueno, ahora ya tienes un panorama más claro. Es importante que sigas analizando y trabajando en estas creencias, porque es así como se da el primer paso para **liberarte** y construir una vida más acorde a lo que realmente eres.

Desafiando el Diálogo Interno Negativo

A veces, ni siquiera te das cuenta de lo duro que eres contigo mismo. Esa **voz** en tu cabeza puede ser increíblemente cruel, siempre señalando errores y fallos. Pero ¿sabes qué? Tienes que identificar estas voces autocríticas y aprender a enfrentarlas directamente.

Primero, empieza prestando **atención**. Cuando te sorprendas pensando algo malo de ti mismo, anótalo. Sí, literalmente escribe esos pensamientos en un cuaderno. Este sencillo acto de tomar nota ya empieza a desarmar el poder de tu autocharla negativa. Y mientras sigues anotando, comienza a buscar patrones. ¿Hay ciertos temas repetitivos? ¿Quizás dudas frecuentemente de tu capacidad para hacer las cosas bien? Observar estos patrones es esencial para retomar el **control** de tu diálogo interno.

Una vez que tienes una lista de estos pensamientos, el siguiente paso es hacerles frente. Desafía cada **pensamiento** como si estuvieras en un debate. Pregúntate, ¿es esto realmente cierto? Muchas veces, te darás cuenta de que has estado siendo injustamente crítico contigo mismo. Por ejemplo, en lugar de pensar "Nunca hago nada bien", puedes reformularlo a "Todo el mundo comete errores y está bien aprender de ellos". Este pequeño cambio te deja ver las cosas desde una perspectiva más amable.

Ahora bien, esto se conecta con las **distorsiones** cognitivas. ¿Alguna vez has oído hablar de ellas? Son esos trucos que tu mente juega, llevándote a conclusiones incorrectas que perpetúan creencias restrictivas. Cosas como pensar en absolutos: "Siempre fallo" o "Nunca soy lo suficientemente bueno". Esta manera de pensar polarizada te atrapa en un ciclo de autojuicio y desvalorización. Pero no tienes por qué quedarte atrapado.

Entendamos unas cuantas distorsiones más. Por ejemplo, la sobregeneralización. Si algo sale mal una vez, concluyes que siempre saldrá mal. O la catastrofización, donde te imaginas los peores escenarios posibles. Detectar estas distorsiones es vital para empezar a descalificarlas y detener su efecto. En lugar de dejarte llevar por un pensamiento de "Esto va a salir horrible", podrías replantearlo como "No tengo evidencia suficiente para pensar que todo saldrá mal".

Y aquí es donde el ejercicio de "Cuestionamiento de Pensamientos" resulta útil. Imagina que tuvieras que poner cada **pensamiento** negativo que tienes en un tribunal. Dale la oportunidad de presentar pruebas a favor y en contra. ¿Qué pruebas tienes que respalden ese pensamiento negativo? La gran mayoría de las veces, te encontrarás dudando y con muchas pruebas de que esos pensamientos no son realmente ciertos ni útiles.

Entonces, practica este tipo de cuestionamiento cada vez que tu mente empiece a llenarse de autocharla negativa. Pregúntate: "¿Es este pensamiento completamente cierto? ¿Qué **evidencias** tengo para dudar de esto?" y "¿Cómo podría ver esto de manera más constructiva?". Moviéndote a través de estos pasos, empiezas a crear un patrón saludable de pensamiento, construyendo una actitud mucho más amable y positiva hacia ti.

Mantente atento a cómo pequeños actos de gentileza hacia ti mismo pueden cambiar la dinámica. Porque sí, es un **trabajo** continuo, pero vale la pena cada intento. Detectar, desafiar y reformular te libera, pieza a pieza, de esas cadenas autoinfligidas.

Reformulando las Narrativas Familiares

Vamos a hablar sobre cómo puedes **reinterpretar** las historias familiares desde una perspectiva más empoderadora. A veces tu familia te ha contado historias que, pues, no te benefician mucho. Te hacen sentir atrapado o como si no pudieras cambiar las cosas.

Es posible darle la vuelta a esas historias, pero primero necesitas entender cómo funcionan.

Imagina que las historias que has recibido sobre tu familia son como películas viejas. Esas películas pueden estar llenas de momentos duros y personajes que no crecen. Pero, ¿y si pudieras tomar esas películas y rehacerlas? Cambiar las escenas, los diálogos, y darle un nuevo final, uno más poderoso y optimista. Así es más o menos la idea de reinterpretar las narrativas familiares.

Trabaja con lo que tienes: los recuerdos y las anécdotas familiares que has escuchado varias veces. Míralas desde otro ángulo. En lugar de pensar que esos momentos negativos definieron tu familia para siempre, busca los momentos de resistencia, de valentía o de amor ahí escondidos. Por ejemplo, si siempre has escuchado sobre un fracaso, busca en esa historia el aprendizaje, la decisión de seguir adelante, o la unión que se fortaleció.

Ahora, pasemos al concepto de "**terapia** narrativa". Este tipo de terapia es increíble para sanar traumas familiares porque se enfoca en la historia de tu vida y cómo la cuentas. La narrativa es poderosa. Cambiar la manera en la que le das forma a tu historia puede cambiar cómo te sientes respecto a ti y a tu familia. En la terapia narrativa, se te anima a ser el autor de tu propia experiencia. Se trata de ver tu vida con una nueva luz.

Reflexiona otra vez en esos viejos **recuerdos**. Dales la vuelta y encuentra esos detalles positivos que a menudo son pasados por alto. Medita sobre cómo esos cambios en la historia afectan la manera en la que te ves a ti mismo. Es narrar tu vida desde un lugar de poder y no de victimización. Aquí no se trata de ignorar lo malo, sino de encontrar cómo lo enfrentaste y lo superaste.

Ya que estamos en esto, hay una técnica llamada "**Reescritura** de Historias". Escribe literalmente una nueva versión de esas historias que siempre te han pesado. Tómate tu tiempo con cada historia. Usa frases como "me acuerdo cuando sentí que el mundo se derrumbaba, pero después encontré la fuerza en..." Selecciona cuidadosamente qué partes conservar y cuáles por fin dejar ir. Una y otra vez, puliendo una narrativa que refleje el coraje y el amor, en lugar de solo la herida.

La reescritura se trata de **transformación**. La historia no cambia en hechos, pero tu relación con ella sí. Piénsalo como replantar un jardín. Quitas malas hierbas, plantas flores nuevas, y aunque tal vez algunas partes siguen igual, el jardín se siente renovado, lleno de vida. Al volver a contar estas historias, sientes cómo empiezas a cambiar por dentro.

Así que, ahí lo tienes. Das esos pasos, uno por uno. Desembarazarte de lo viejo, narrar de nuevo, y encontrar el **poder** en lo vivido. ¿Te parece si lo intentas? Dale la vuelta a esa película interna y escribe una nueva historia. Recuérdalo, sí hay otro modo de ver tu vida.

Desarrollando Creencias Empoderadoras

Empezamos por hablar de algo crucial. Cambiar esas **creencias** viejas y negativas que pesan como una piedra. Ya sabes, esas que te dicen que no eres suficiente o que las cosas no pueden mejorar. ¿Qué tal si formas nuevas creencias? Creencias positivas que te hagan crecer y sanar. Son una herramienta súper poderosa. "Formar" nuevas creencias significa que decides cuáles te ayudan y las haces parte de tu día a día. Es como crear un nuevo guion para tu vida, uno que realmente te permita ser feliz y fuerte.

Algunas ideas para comenzar. Piensa en lo que quieres creer de verdad. Tal vez es que eres **valiente** o que eres digno de amor. Enfócate en esos pensamientos y repítelos hasta que se vuelvan naturales. Escribe tus nuevas creencias y ponlas en lugares visibles: en el espejo, cerca del café... así recordarlas será más fácil.

¿Ves cómo vamos formando una nueva manera de pensar con pequeñas acciones diarias? Esto nos lleva al siguiente punto.

Sabes que nuestras creencias afectan todo lo que hacemos, desde cómo actuamos hasta los resultados que obtenemos. Reprogramar esas creencias es como darle nueva vida a nuestro **comportamiento**. "Reprogramación de creencias" suena complicado, pero no lo es. Trata de sustituir esas creencias limitantes por otras más poderosas. Por ejemplo, si siempre has pensado que no eres lo suficientemente bueno, reprograma esa idea con un "Soy capaz y estoy mejorando cada día." Poco a poco esa nueva creencia cambiará tu comportamiento y lo notarás en lo que logras.

Esta reprogramación tiene un impacto gigante. Empiezas a actuar diferente, te mueves con más **confianza**. Las decisiones que tomas pasan a ser más valientes y positivas. La clave está en repetir e insistir. Al principio podrías no creerlo, pero con la repetición, tu mente comienza a aceptar estas nuevas ideas como verdades.

Pasamos ya al último método para realmente afianzar estas nuevas creencias en tu vida diaria.

Vamos a hacer un ejercicio simple pero efectivo: creación de **afirmaciones**. Es un paso básico pero muy impactante. Tomas esas nuevas creencias que quieres incorporar y las conviertes en afirmaciones que repetirás cada día. Escribe esas afirmaciones como si ya fueran ciertas. Algo como "Soy fuerte y capaz" o "Merezco lo bueno de la vida". Repite estas afirmaciones al despertar y antes de dormir. ¿Por qué estos momentos? Porque así empiezas y terminas tu día con positivismo.

Haz una lista de afirmaciones. Puede parecer un poco raro al comienzo, pero pronto notarás que tu mente las empieza a aceptar. Si te abres más a ellas, tu **comportamiento** también lo hará y tus resultados serán más positivos.

¿Te has dado cuenta de cómo cada punto está conectado? Formas nuevas creencias, reprogramas tu mente y finalmente fijas esos **pensamientos** con afirmaciones. Todo para crearte una vida con nuevas perspectivas y claras señales de mejora.

Así terminamos este viaje para desarrollar creencias empoderadoras. Prueba estos **métodos**, insiste, y verás cómo se transforman tus días. Esta es la clave para soltar el pasado y abrirte a un futuro más positivo y libre de cargas emocionales.

Ejercicio Práctico: Técnica de Reencuadre de Creencias

Primero, necesitas **identificar** una creencia limitante que quieras cambiar. Piensa en algo que te esté impidiendo avanzar. Tal vez creas que no eres bueno para hablar en público o que nunca lograrás tener una relación estable. Esas ideas no te dejan crecer. Hay que ponerles nombre y ser honesto contigo mismo.

Una vez que tengas clara esa creencia limitante, pasamos al siguiente paso. Vamos a **examinar** la evidencia a favor y en contra de esta creencia. ¿De verdad siempre te ha ido mal en todas las presentaciones? ¿En serio todas tus relaciones han sido un desastre? Sé objetivo, busca experiencias y momentos que contradigan esa creencia. Generalmente, te dejas llevar por algunos malos momentos sin tomar en cuenta los buenos.

Ahora es momento de considerar perspectivas o interpretaciones alternativas. Piensa en otras formas de ver tus experiencias. Tal vez esa discusión que tuviste no definió toda la relación, o ese error en tu presentación simplemente fue un aprendizaje más. **Resignifica** esos momentos, dales un sentido nuevo y menos duro.

Con una nueva perspectiva en mente, vamos a **crear** una nueva creencia empoderadora para reemplazar la limitante. Si pensabas que no eres bueno para hablar en público, cambia eso. Algo como "Estoy mejorando cada vez más en mis habilidades de comunicación" o "Puedo aprender y ser genial en presentaciones con práctica". Transforma lo negativo en algo que te motive.

Pero no es suficiente solo pensar distinto, hay que actuar. **Desarrolla** acciones específicas para reforzar la nueva creencia. Si tu problema era hablar en público, busca talleres, practica frente al espejo, o haz presentaciones pequeñas con amigos. Así, poco a poco, tu nueva creencia se irá fortaleciendo.

Entonces, evita que la rutina te atrape. **Practica** afirmando la nueva creencia diariamente. Puedes hacerlo cada mañana, mientras te cepillas los dientes, o en cualquier momento tranquilo del día. Repite tu nueva creencia y hazlo con convicción. Este paso es crucial para que tu mente se habitúe al nuevo pensamiento.

Finalmente, **monitorea** y registra los cambios en tus pensamientos y comportamientos con el tiempo. Lleva un pequeño diario. Tómate unos minutos para notar las mejoras y también los retos que enfrentas. Esto te permitirá ver tu avance y los resultados de tu esfuerzo.

Examinar la evidencia a favor y en contra de tu creencia limitante se vuelve esencial para cuestionar esas ideas que te frenan. Muchas veces, descubrirás que tus limitaciones son solo percepciones distorsionadas. Ponte a investigar tu propio pasado con ojos limpios y verás cómo tus errores no son tan constantes ni definitivos como pensabas.

Permitirte explorar alternativas puede realmente cambiar tu visión. Usa ejemplos pasados, donde las cosas sí salieron bien, para redefinir cómo te ves a ti mismo en esos contextos específicos. Tus pequeños logros son la base para construir creencias más positivas.

Crear ese nuevo pensamiento empoderador es una pieza clave. Diseñar una nueva mentalidad no aparece de la nada, pero puedes ayudar a tu mente a hacerse amiga de ella a través de acciones concretas que la refuercen. Desarrolla el hábito de crear esas experiencias que consoliden esa nueva creencia.

Practicando a diario la afirmación, vas sembrando esa semilla de positivismo y confianza. Con el tiempo, tus pensamientos habituales irán cambiando y las creencias viejas y limitantes quedarán enterradas bajo la tierra de tu convicción. Hazlo tu manifiesto diario.

Registrar los cambios y avances te da una medida clara de tu progreso. A través de este registro puedes ver tu desarrollo reflejado, te ayuda a mantener las cosas claras y siempre a seguir **fortaleciendo** tu nueva mentalidad.

Con estos sencillos pasos, redefinimos las creencias limitantes que tanto te afectan. Cada acción y decisión asertiva te guiará hacia una versión más libre y segura de ti mismo.

En conclusión

Este capítulo te ha **ayudado** a identificar y liberarte de **creencias** limitantes heredadas. Aprendiste la importancia de cuestionar el **diálogo** interno negativo y cómo crear nuevos relatos familiares más empoderadores. Al final, desarrollaste **métodos** para fomentar creencias que te fortalecen.

En este capítulo viste que las creencias limitantes pueden venir de **traumas** familiares y restringir tu vida. También aprendiste que tu sistema de creencias se forma a partir de experiencias familiares. Conociste la "Lista de Creencias" para **catalogar** y analizar lo que piensas en profundidad. Además, descubriste estrategias para enfrentar y cambiar el diálogo interno negativo, incluyendo la "Técnica para **Reformular** Pensamientos" que te ayuda a reinterpretar lo que te dices a ti mismo.

Recuerda aplicar lo que has aprendido aquí. Cuestiona esos pensamientos negativos, reformula tus creencias, y crea nuevos relatos familiares que te **empoderen**. ¡Puedes cambiar tu presente y construir un futuro más positivo, tío!

Capítulo 10: Desarrollando la Resiliencia Emocional

¿Te has sentido alguna vez como si estuvieras en una montaña rusa **emocional**? Sé cómo te sientes. Este capítulo te va a cambiar la **vida**, te lo aseguro. Aquí aprenderás a enfrentar esos momentos **difíciles** y a mantener la **calma**, sin importar lo que pase a tu alrededor. Sí, suena como magia, pero créeme, es totalmente posible. Aprenderás a conocer y regular tus **emociones**, algo clave para no perder la cabeza en momentos duros. También hablaremos de ser amable contigo mismo cuando las cosas no salgan como quieres. Además, te mostraré cómo construir un sistema de **apoyo** personal, porque nadie puede con todo solo. Y para rematar, hay un ejercicio **práctico** que te ayudará a crear tu propio plan de **resiliencia**. Estoy emocionado de que leas esto, y sé que, al terminar, vas a mirar la vida con ojos nuevos.

Desarrollando Estrategias de Afrontamiento

Hablar sobre los mecanismos saludables para **manejar** el estrés es esencial. La vida está llena de **desafíos** que pueden generar angustia y emociones difíciles. A veces, puedes tener días complicados, esos en los que parece que nada sale bien. ¿Qué puedes hacer en esos momentos? Una buena opción es practicar **ejercicios** de respiración. Inhalar profundamente y exhalar de manera controlada ayuda a calmar la mente y el cuerpo. También caminar al aire libre o practicar yoga son formas eficaces de reducir el estrés. Además, charlar con amigos de confianza te puede brindar un alivio emocional. Ellos no solo te escuchan, sino que también pueden ofrecer perspectivas que no habías considerado.

Algunas personas encuentran alivio en dedicar tiempo a sus pasatiempos. Podría ser pintar, leer un libro, cocinar o tocar un instrumento musical. Estos momentos pueden servirte para desconectar, rejuvenecerte y prepararte mejor para enfrentar los problemas diarios. Y no olvides la importancia de descansar. Dormir adecuadamente puede hacer una gran diferencia en cómo tu mente y cuerpo manejan el estrés.

Hablando de regular tus **emociones**, es algo fundamental. La regulación emocional es la habilidad de manejar tus sentimientos de manera adecuada. Tener esta capacidad no significa que nunca sentirás tristeza, miedo o enojo, sino que aprender a controlar esas emociones te permite ser más resiliente. Una buena manera de regular tus emociones es reconocer lo que sientes en el momento justo. Puede ser tan simple como decirte a ti mismo: "Estoy enfadado" o "Estoy nervioso". Al identificar lo que sientes, estás dando el primer paso para manejar tus emociones.

Otra técnica efectiva es tomarte un momento para **reflexionar** antes de reaccionar. Pensar en cómo tus emociones afectan tus decisiones puede reducir las respuestas impulsivas. Además, mantener un diario puede ser útil para expresar y entender tus sentimientos. Escribir lo que te molesta o te preocupa te da una clara perspectiva y a veces, solo al plasmarlo en papel, ya sientes un alivio.

Las emociones inesperadas o fuertes pueden ser difíciles de manejar, por eso, hablar con un **terapeuta** también puede ser una gran ayuda. Ellos son profesionales y están capacitados para proporcionar herramientas y tácticas para manejar esas emociones complicadas. No debería haber vergüenza en buscar ayuda, al contrario, demuestra valentía y deseo de mejorar.

Para llevar todo esto a la práctica, una buena opción es crear tu propio "Kit de Afrontamiento". Es sencillo y puede ser una herramienta muy útil. Empieza escribiendo una lista de cosas que te relajen. Imagina este "kit" como un conjunto personalizado con tus técnicas favoritas para manejar el estrés. Incluye actividades como escuchar tu música preferida, leer tus citas motivadoras favoritas, o preparar un baño relajante. También podrías tener una sección dedicada a ejercicios de respiración o meditación guiada.

Este kit no necesita ser físico, también podría estar en tu mente o en una lista en tu móvil. Lo que importa es que estas **estrategias** estén al alcance para que cuando te sientas abrumado, puedas recurrir a ellas y tener un momento de sosiego. La clave está en saber qué técnicas funcionan mejor para ti y estar dispuesto a utilizarlas cuando llegue el momento.

Al fin, tener y conocer diferentes mecanismos, entender la regulación emocional, y contar con tu propio Kit de Afrontamiento puede cambiar significativamente tu manera de enfrentar momentos difíciles. Todo esto contribuye de manera importante a construir tu **resiliencia** emocional.

Fortaleciendo la Regulación Emocional

Mejorar tu capacidad para **manejar** y responder a emociones intensas puede parecer todo un reto, pero es totalmente posible. Es como aprender a surfear. Al principio, te caerás y las olas fuertes se pondrán difíciles, pero poco a poco comenzarás a mantenerte de pie y hasta disfrutar del viaje.

Para empezar, una buena forma de mejorar esta habilidad es **identificando** las emociones cuando aparecen. Eso significa que, en lugar de dejarte llevar ciegamente, tomas un momento para etiquetar lo que sientes. Puede ser enojo, tristeza, miedo, alegría... lo que sea.

Después de etiquetarlas, resulta más fácil manejarlas y responder de una manera sana y efectiva.

También es útil tener mecanismos de respuesta ya pensados. Tal vez te funcione respirar profundamente, **meditar**, caminar o hablar con alguien de confianza. Lo que importa es encontrar herramientas que te ayuden a calmarte y procesar de manera más efectiva tus emociones difíciles.

Ahora, hablemos de algo que puede ser extremadamente útil aquí: la **inteligencia** emocional. En términos sencillos, es la capacidad de entender y manejar no solo tus emociones, sino también las de los demás. Es esencial en la sanación del trauma familiar porque mucho de este trauma viene de interacciones emocionales complicadas.

La inteligencia emocional te permite identificar patrones en cómo respondes a ciertos desencadenantes. Te das cuenta de que, por ejemplo, cada vez que te enfrentas con una crítica, te sientes defensivo y esto afecta tu respuesta. Con esta consciencia, puedes trabajar en interrumpir esos patrones y elegir responder de una manera que no aumente el conflicto, contribuyendo a tu sanación.

Comprender los **sentimientos** de los demás también mejora tus relaciones personales. Puede ayudarte a darte cuenta de que tal vez no intentan hacerte daño intencionalmente sino que ellos también tienen sus propias luchas emocionales. Esto lleva más empatía y menos resentimiento en tus interacciones diarias.

Ya que hablábamos antes de surfear, volvamos al mar. Hay una técnica conocida como "Surfear las Emociones" que nos ayuda precisamente con estos estados emocionales intensos. Al igual que al surfear, la idea es reconocer las olas, aceptarlas y fluir con ellas, sin resistirte.

Primero, cuando una emoción intensa aparece, en lugar de ignorarla o suprimirla, le das la bienvenida. Tal vez te dices a ti mismo: "Hola, tristeza, te veo". No necesitas detenerte o pelearte con ella; solo necesitas reconocerla.

Luego, enfócate en tu **respiración**. Esto ayuda a mantenerte presente y centrado. Inspira profundamente, sintiendo cómo el aire entra por tu nariz y exhala lentamente por la boca. Cuida que tu respiración sea lo más regular posible, intentando no acelerar el ritmo.

Finalmente, intenta mantener la perspectiva de que las olas emocionales vienen y van. Ninguna emoción intensa dura para siempre. Como las olas del mar, aparecen y luego desaparecen. Esta técnica requiere práctica, pero cada vez se hace más fácil recordar que podrás sobrepasar una emoción intensa, de la misma manera en que el mar siempre regresa a la calma.

Fortalecer la regulación emocional, desarrollar tu inteligencia emocional y **surfear** tus emociones son pasos importantes que te ayudarán a sanar del trauma familiar y a vivir una vida emocionalmente plena y más equilibrada. Cada paso que das es hacia un futuro más positivo, sin el peso de las heridas del pasado.

Cultivando la Autocompasión

¿Alguna vez has sentido que eres la persona más **dura** contigo mismo? Que no te perdonas los **errores** y te hablas con mucha severidad. Pues, desarrollar una relación amable y comprensiva contigo mismo es clave para sanar esas heridas. Imagínate cómo tratas a un buen amigo cuando tiene un mal día. Le das palabras de **ánimo**, ¿verdad? Pues esa misma gentileza debes dirigírtela a ti. Empieza por notarte. ¿Te das cuenta de cómo te hablas?

Uno de los pasos más efectivos es cambiar el diálogo interno. Cuando te das cuenta de que estás siendo muy crítico contigo, detente un momento. Pregúntate: "¿Esto le diría a alguien que quiero?". La respuesta, casi siempre, es no. Entonces háblate como lo harías con alguien especial. Reflexiona sobre por qué es esencial ser tu mejor **amigo**. No todo el mundo es perfecto, y tampoco se espera que tú lo seas. Darte un margen de error es sanador y libera mucho estrés.

El siguiente concepto se relaciona con el primero porque... todos necesitamos una base sólida para hablar de **autocompasión**. Y esa base es entender que eres digno de amor y cuidado, así como cualquier otra persona.

Hablando de autocompasión, ¿sabes exactamente qué es y cómo te puede ayudar emocionalmente? La autocompasión no es más que tratarte con la misma gentileza, preocupación y cuidado que le tendrías a un ser querido. Cuando te enfrentas a momentos difíciles, practicar la autocompasión puede ayudarte a reducir la ansiedad y la depresión. Asimismo, fomenta la **resiliencia**, lo cual es crucial para superar adversidades. Los beneficios son incontables: baja el estrés, mejora la autoestima, y te hace capaz de enfrentar los problemas con una actitud más positiva.

¿Quieres otro dato interesante? Cuando eres autoconsciente de tus **emociones** y te das un respiro para cuidarte, te ayudas a ver los problemas con más claridad. Así puedes ver las soluciones más sencillas que pasan desapercibidas en medio del autocastigo.

Ahora llegamos a algo práctico. Cómo realizar la "Pausa de Autocompasión" cuando las cosas se ponen feas. El ejercicio consiste en:

• Parar: Cuando estés en medio de una situación complicada, detente.

• Respirar hondo: Toma cinco respiraciones profundas, inhala y exhala lentamente.

• Decirte a ti mismo: "Esto es difícil. Es normal sentirse así. ¿Qué necesito ahora?". Puede que necesites un abrazo, unas palabras de ánimo, o simplemente tiempo para ti.

• Atender: Permanece presente con tus sentimientos sin juzgarlos. Si necesitas llorar, hazlo.

• Mostrar cariño: Coloca una mano en tu corazón o en el sitio donde sientes el dolor. Deja que este gesto reconforte tu ser como lo haría el abrazo de un ser querido.

Recuerda que esta práctica no es fácil al principio. Pero siempre ayuda a construir una mentalidad más suave y comprensiva con el tiempo.

Al final del día, la autocompasión no es solo una técnica, es un cambio de visión de vida. Si eres amable contigo mismo, correspondiéndolo de la misma manera con **crecimiento** y sanación, eres capaz de atraer hacia ti energías más positivas. Comparte estas gentilezas internas—ya te las mereces.

Creando un Sistema de Apoyo Personal

Para **construir** y mantener una red de relaciones de apoyo, lo primero que debes hacer es identificar a las personas en tu vida que te brindan apoyo emocional. Amigos, familiares, compañeros de trabajo, todos ellos pueden ser pilares importantes. Es bastante simple, pero integral. Habla con ellos. Comparte tus **sentimientos**. Pide ayuda cuando la necesites. Es una vía de doble sentido; escuchar y ser escuchado nutre esas conexiones.

Pero necesitas mantener esa red. Al igual que cualquier otro aspecto de la vida, se trata de equilibrio. Las **relaciones** requieren tiempo y esfuerzo. No solo es recibir, también es dar. Anímate a estar presente en los momentos difíciles de otros. Se trata de estar ahí, en las buenas y en las malas.

Ahora bien, ¿cómo se relaciona esto con la "amortiguación social"?

La amortiguación social es el **apoyo** emocional y físico que te ofrecen tus relaciones, y cómo esto puede suavizar el impacto de las situaciones difíciles. Imagínate que son como colchonetas que amortiguan las caídas en tiempos de crisis. Cuando tienes una red fuerte, estas caídas no duelen tanto; te levantas más rápido. Créeme, las relaciones saludables incrementan tu **resiliencia** emocional.

Este tipo de apoyo puede hacer la diferencia entre sentirte derrotado o encontrar fuerzas que no sabías que tenías. ¿Y sabes qué? En estos tiempos en los que todo va tan rápido, es fácil dejar que se pierdan estas conexiones. Por eso hay que trabajar activamente en mantenerlas vivas.

Una técnica útil para empezar es el "Mapeo de Apoyo". Te ayudará a visualizar y a fortalecer esas relaciones. Coge una hoja y dibuja un círculo en el centro. Escribe tu nombre ahí. Luego, dibuja más círculos alrededor del tuyo con los nombres de personas que consideras parte de tu red de apoyo. Une esos círculos al tuyo con líneas. Este **mapa** te dará una clara visión de quiénes son tus apoyos más directos.

Fíjate en las relaciones que quieras fortalecer. Tal vez hay alguien con quien no hablas mucho pero sientes que podría ser un gran apoyo. Ponte en contacto con esa persona. No compliques la cosa, un simple "¿Cómo estás?" puede abrir muchas puertas. ¡Sorpréndete! Verás lo rápido que tu red puede crecer y solidificarse.

Además, toma nota de los desequilibrios. Habrá relaciones donde sientes que das más de lo que recibes. No todos tienen la misma capacidad para ofrecer soporte a cada momento. Y está bien. Pero también debes cuidar de ti.

Para finalizar, un simple consejo: valora y aprecia a esas personas. Reconocer el apoyo que recibes también es una forma de fortalecer esas conexiones. Pequeños gestos de **agradecimiento**, como una nota, una llamada, o simplemente dar las gracias en persona, van muy lejos.

Un sistema de apoyo personal es una herramienta fundamental para sanar de **traumas** familiares. Con la gente adecuada a tu lado, la resiliencia se convierte menos en una montaña empinada y más en un camino que puedes recorrer con ayuda y compañía. Llegar a tener esta red es una de las cosas más bonitas y esenciales para una vida saludable y equilibrada.

Ejercicio Práctico: Plan de Desarrollo de Resiliencia

Empecemos con algo básico pero crucial:

Evalúa tu **resiliencia** emocional actual. Suena complicado, ¿verdad? Pero tranquilo, hay una forma sencilla. Usa una herramienta de autoevaluación. Consigue un cuaderno o una simple hoja y anota cómo te sientes en situaciones estresantes. ¿Reaccionas de inmediato o te tomas un respiro antes? ¿Te sientes abrumado o mantienes la calma? Escribir sobre tus emociones y reacciones te dará una idea clara de tu estado actual.

Ahora, identifica áreas clave para mejorar tu regulación emocional. Ya tienes una mejor idea de tu resiliencia actual, es hora de señalar dónde podrías mejorar. Imagina las situaciones que más **estrés** te causan. ¿Problemas en el trabajo? ¿Roces familiares? ¿Tu propia autoexigencia? Hacer una lista de estos puntos te permitirá ver claramente tus áreas de oportunidad.

Por ejemplo:

- Situaciones laborales

- Conflictos familiares

- Exceso de trabajo académico

Elige tres **estrategias** específicas para fortalecer tu resiliencia. Ya sabes dónde necesitas mejorar. Ahora, selecciona tres estrategias concretas. Hay muchas opciones: meditación, ejercicio físico, escribir en un diario o incluso charlar con un amigo cercano. Lo importante es que elijas las que más te resuenen y creas que serán más efectivas para ti.

Aquí tienes un ejemplo:

- Meditación diaria

- Ejercicio físico regular

- Llevar un diario personal

Crea un horario de **práctica** diaria o semanal. Tendrás más éxito si estableces un horario. Decide qué días y a qué hora dedicarás tiempo para practicar cada una de las tres estrategias que seleccionaste. Esto te ayudará a ser constante y así ver resultados. Por ejemplo, puedes meditar todas las mañanas, hacer ejercicio tres veces por semana y escribir en tu diario los fines de semana.

Establece medidas de **responsabilidad**. Para no perder el ritmo, fija algunas medidas de responsabilidad. Puedes contárselo a un amigo de confianza o configurar recordatorios en tu móvil. Otra opción es marcar un calendario colgado en tu pared con una "X" cada vez que cumplas con alguna práctica, como una manera visual de seguir tu progreso.

Sigue tu **progreso** y anota cambios en tus respuestas emocionales. Después de unas semanas, revisa cómo te va. Apunta cualquier cambio que notes en tus respuestas emocionales. Esto te dará una perspectiva sobre tu avance y te motivará a seguir adelante. ¿Has notado que ahora manejas mejor el estrés? ¿Te sientes más en paz?

Ajusta tu plan según sea necesario. La vida cambia, y tu plan de resiliencia también puede necesitar **ajustes**. Si notas que alguna estrategia no está funcionando como esperabas, no temas cambiarla por otra. La idea es que este plan sea flexible y responda a tus necesidades específicas.

En resumen, este ejercicio es una manera estupenda de fortalecer tu resiliencia emocional. A medida que sigas estos pasos, irás formando una estructura de apoyo emocional que te ayudará a enfrentar los **desafíos** de la vida con una mente y un corazón más fuertes.

En conclusión

Este capítulo te ha dado las **herramientas** necesarias para desarrollar una capacidad emocional más fuerte y enfrentar los **desafíos** con mayor resiliencia. Has aprendido sobre técnicas prácticas y conceptos importantes que pueden ayudarte a manejar tus **emociones** y encontrar apoyo en momentos difíciles. Vamos a repasar los puntos clave:

Has visto la importancia de aprender mecanismos saludables para lidiar con el **estrés**. También has descubierto qué significa "regulación emocional" y por qué es fundamental en tu vida. Además, has aprendido a crear tu propio kit de **herramientas** de afrontamiento para manejar mejor las situaciones estresantes.

No olvides la importancia de tratarte a ti mismo con amabilidad y **compasión** en momentos duros. También has explorado cómo identificar y fortalecer tus relaciones de apoyo para tener una red firme en la que confiar.

Para terminar, piensa en lo poderoso que puede ser usar lo aprendido en este capítulo en tu vida diaria. Intenta poner en práctica estos **consejos** y ejercicios; verás cómo puedes enfrentar mejor las emociones intensas y construir una base emocional sólida. ¡Tú tienes el **poder** de mejorar tu bienestar emocional!

Capítulo 11: Recuperando Tu Poder Personal

¿Alguna vez has sentido que el **poder** de tu vida no es realmente tuyo? Yo también pasé por eso. En este capítulo, quiero hablarte sobre cosas que te van a ayudar a ser más tú. Vas a notar que tu **confianza** y tus **elecciones** empiezan a cambiar. Podrías empezar a sentirte más **seguro** a la hora de tomar **decisiones** y menos preocupado por lo que los demás piensen. No se trata solo de ser "asertivo" – eso vendrá, claro – sino de comenzar a **creer** en ti mismo profundamente.

En este espacio, me encantaría que descubras la **fuerza** interior que no sabías que tenías. ¿Estás listo para empezar este viaje de auto-descubrimiento y tomar el **control** de tu vida? Créeme, con el tiempo, mirarás atrás y verás cuánto has avanzado. Te sorprenderás de lo lejos que puedes llegar cuando empiezas a confiar en ti mismo.

Este proceso no es fácil, pero vale la pena. Poco a poco, irás notando cómo tus decisiones reflejan más lo que realmente quieres, y menos lo que otros esperan de ti. Es como si estuvieras quitándote un peso de encima, ¿sabes? Esa sensación de libertad que viene cuando actúas desde tu verdadero yo es incomparable.

Recuerda, este es tu camino. No hay una forma "correcta" de hacerlo. Lo importante es que empieces a escucharte más a ti mismo y menos al ruido exterior. ¿Listo para dar el primer paso? Vamos allá, tío. Tu poder personal te está esperando.

Entrenamiento de Asertividad para Sobrevivientes de Trauma

Vamos a hablar de cómo puedes aprender a **expresar** tus necesidades y límites de manera clara y respetuosa. Muchas veces, cuando has pasado por un **trauma** familiar, es difícil decir lo que quieres o necesitas sin sentirte culpable o asustado. Pero, aprender a hacerlo es súper importante para tu **sanación** y para construir relaciones más saludables.

La técnica básica es aprender a decir "no" cuando sea necesario y a pedir lo que necesitas sin miedo. Eso no tiene que ser complicado. Por ejemplo, si alguien te pide algo que no puedes hacer, en lugar de dar mil excusas, podrías decir simplemente: "No puedo hacerlo ahora." Claro y directo, sin disculpas innecesarias. O, si necesitas que te respeten un tiempo privado, podrías decir: "Necesito este tiempo para mí." Fácil, ¿no?

Es importante recordar que tienes derecho a poner **límites**. Mereces que te respeten. No se trata de ser egoísta; se trata de cuidar de ti mismo para poder estar bien para los demás.

Hablando de cuidar de ti mismo, pasemos al siguiente punto, la idea de "**comunicación** asertiva."

La comunicación asertiva es clave en la sanación del trauma. Básicamente, es un estilo de comunicación donde puedes expresar tus pensamientos y **sentimientos** de manera honesta y directa, sin ser agresivo ni pasivo. En lugar de atacar a la otra persona o quedarte callado, encuentras un punto medio que te permite decir tu verdad sin lastimar a los demás.

¿Por qué es importante? Bueno, porque cuando has pasado por un trauma, muchas veces tu voz se ha apagado o has sentido que no tenías poder. Recuperar tu voz y usarla de una manera positiva puede ser increíblemente liberador. Te ayuda a mejorar tu

autoestima y a construir relaciones más saludables basadas en el respeto mutuo.

Al principio, puede parecer difícil o incómodo, y tal vez incluso sientas un poco de nerviosismo, pero con práctica, se convertirá en algo natural. Como cuando aprendes a andar en bicicleta por primera vez —puede que te caigas unas cuantas veces, pero poco a poco, lo vas dominando.

Y aquí es donde entra la "fórmula del Enunciado en Primera Persona." Esta es una técnica específica que puedes usar para expresar tus pensamientos y sentimientos de manera asertiva.

La fórmula del "Enunciado en Primera Persona" funciona así: empiezas con "Yo" seguido por lo que sientes, lo que piensas, o lo que necesitas. Por ejemplo, podrías decir, "Yo me siento triste cuando no me escuchas," o "Yo pienso que necesitamos hablar más sobre esto." Es una manera de hacerte responsable de tus propias emociones sin echar la culpa al otro.

Practicar esto puede hacer una gran diferencia en cómo te **comunicas**. Por un lado, ayuda a que la otra persona entienda mejor lo que sientes sin sentirse atacada. Por otro lado, te permite expresar tus necesidades de una manera directa y clara, lo cual puede ser muy empoderador.

Entonces, cuando estés en una situación donde necesitas expresar algo importante, vuelve a esta fórmula. Piensa en lo que realmente sientes, lo que realmente necesitas, y comunícalo usando "yo." Verás cómo, con el tiempo, esta simple técnica puede transformar tus interacciones y ayudarte a recuperar tu poder personal.

Este viaje de sanar del trauma y construir una vida mejor no es fácil, pero cada paso que des para aprender nuevas maneras de comunicarte y establecer límites será un paso importante hacia tu libertad emocional y bienestar.

Superando las Tendencias a Complacer a los Demás

¿Cómo **reconocer** y cambiar patrones de acomodación excesiva?

Es fácil caer en la trampa de complacer a todos. A veces, ni siquiera te das cuenta de que lo estás haciendo. Pero, ¿cómo lo identificas? Empieza **observando** tus acciones y pensamientos. Pregúntate: ¿Realmente quiero esto, o lo hago para que otros estén contentos? Hacer un favor de vez en cuando está bien, pero hacerlo siempre puede dejarte agotado.

Imagínate este escenario: Alguien te pide ayuda con algo difícil, aunque ya tienes mucho en tu plato. En lugar de decir no, accedes y te **sobrecargas**. O esta opción: Cancelas tus planes porque otra persona necesita compañía. Este tipo de patrones no solo agotan, sino que te dejan sin tiempo para ti mismo.

Pero oye, cambiar estos hábitos no es pan comido. Al principio, puede que te sientas culpable o egoísta, pero esto es solo temporal. **Practica** decir no de una manera amable pero firme. Di algo como: "Me encantaría ayudar, pero hoy no puedo". Con el tiempo, notarás un cambio y empezarás a sentirte más libre. Es decir, la funcionalidad real de tus relaciones mejorará cuando pongas **límites**.

El concepto de "codependencia" y sus raíces en el trauma familiar

Hablemos un poco de codependencia. Es un patrón donde sientes que necesitas poner los sentimientos y las necesidades de otras personas antes que las tuyas. Muchas veces, esto viene del trauma familiar. Quizás creciste viendo a un padre sacrificarse demasiado, o te llenaste de la idea de que solo eres valioso si eres útil para otros. Esta es la esencia de la codependencia; te defines a través de los demás.

Imagina una planta que solo crece a la sombra de otra; nunca recibe la luz directa del sol. Para **prosperar**, deberá aprender a posicionarse donde puede alimentar sus propias necesidades. Así es tu vida emocional. Tienes que deshacerte de esa dependencia emocional y aprender que está bien tener cambios de humor y que tus sentimientos también importan.

Reconocer patrones familiares también es crucial. ¿La gente a la que amas tiene estas mismas tendencias? Aceptar que tu comportamiento viene de viejas experiencias puede ayudarte a romper el ciclo. Puedes aprender a poner tu energía en ti mismo y no en la aprobación de los demás.

Inventario de Complacer a los Demás: una herramienta para ti mismo

Ahora, vamos a hacer una pequeña actividad práctica: El Inventario de Complacer a los Demás. Saca un papel y lápiz—sí, a la vieja escuela.

- **Identifica** situaciones en las que sentiste que acomodabas a otros a costa de ti mismo.

- Describe cómo te sentiste en esos momentos.

- Reflexiona sobre el resultado. ¿Valió la pena? ¿Cómo te afectó?

Este inventario no es solo un papel con palabras; es una herramienta para ver y entender tus patrones y para tomar decisiones más saludables a futuro. Cuando lo tengas, verás con claridad cuáles momentos y acciones consumen tu energía más valiosa. Y estarás mejor preparado para moverte hacia una forma de vida donde tu bienestar es prioritario.

Al retomar tu poder, te das cuenta de que no se trata solo de decir que no, sino de **valorarte** más. Piénsalo: nadie puede cuidar de ti mejor que tú mismo. Así que empieza ahora. Pequeños pasos pueden llevarte lejos.

Ahí lo tienes, tómate tu tiempo—este es tu proceso, tu búsqueda para equilibrar la balanza entre dar y conservar tu energía. ¡Ánimo, puedes hacerlo!

Desarrollando la confianza en uno mismo y la seguridad

Hablar de la **validación** interna y la **autoconfianza** es como hablar de cómo hacer crecer una planta. Primero, debes creer en ti mismo. Sin eso, nada de lo que diga a partir de ahora tendrá sentido. Así que, pregúntate, ¿realmente confías en tus decisiones y sentimientos?

Para empezar, una estrategia simple es reconocer tus **logros**, por pequeños que sean. Puede ser acabar un libro, hacer una llamada difícil, o incluso ordenar tu espacio. Estas cosas importan. Haz una lista de tus éxitos cotidianos. Pégala donde puedas verla. Cada vez que la mires, sonreirás y pensarás, "¡Lo hice yo!". Poco a poco, tu cerebro comenzará a ver que sí eres capaz.

Otra técnica útil es rodearte de personas que te apoyen. Habla con amigos que te animen en momentos difíciles. Los seres que te alientan y creen en ti pueden hacer maravillas por tu validación interna.

Al trabajar en la autoconfianza, también es esencial aprender a decir "No". Un "No" bien colocado es un "Sí" para ti mismo. Practica frente al espejo si es necesario. Suena sencillo, pero afirmar tus límites puede ayudar a fortalecer tu **autoestima**.

Ahora que tocamos este punto... pasemos a explicar el concepto de "autoeficacia".

La **autoeficacia** es básicamente creer en tu capacidad para realizar tareas y alcanzar metas. Es fundamental para empoderarte. ¿Alguna vez has sentido que una tarea era demasiado para ti, pero luego, cuando te diste cuenta de lo bien que la manejaste, te sentiste como un superhéroe? Eso es autoeficacia en acción.

Para mejorar tu autoeficacia, intenta descomponer las cosas en pasos más manejables. Ponte pequeñas metas y celebra cada éxito, no importa lo pequeño que sea. Los deportistas hacen esto todo el tiempo. No empiezan por correr un maratón el primer día. Empiezan con un kilómetro, luego dos... y así van hasta los 42 kilómetros, lo saben mejor que nadie.

Practica hacer cosas nuevas. No hay nada tan satisfactorio como dominar algo que una vez te asustaba. Cada nuevo logro, por pequeño que sea, es un ladrillo que pones en la pared de tu confianza.

Hablando de construcción, la **visualización** es una técnica súper efectiva también para construir tu confianza. Imagina cerrando tus ojos por un segundo y viajando a un lugar seguro y feliz.

Visualiza una situación en la que necesitas ser seguro de ti mismo. Cierra los ojos, respira hondo y siéntete presente. Imagina que estás caminando en una habitación llena de gente y sientes que realmente puedes manejarlo. Tienes el control. Eres tú quien decide el resultado.

Haz eso todos los días. Realmente ayuda. Y si en algún momento sientes que te estás tambaleando, recuerda esa imagen. Es un ancla que puedes volver a usar siempre.

Desarrollar la autoconfianza y la validación interna no es una tarea sencilla, pero paso a paso -- como escalando una colina -- vas **construyéndola**.

Finalmente, reflexiona sobre la autoeficacia y tómatelo con calma, un paso a la vez.

Tomando Decisiones de Vida Empoderadas

A veces tomas **decisiones** basadas en lo que crees que los demás esperan de ti. Es útil aprender a elegir en función de tu verdadero yo y tus **valores**. Imagínate poder vivir una vida que refleje exactamente quién eres y lo que te importa. Para lograrlo, necesitas conocer muy bien tus deseos y prioridades.

¿Cómo identificar tu verdadero yo? Empieza con preguntas simples. ¿Qué te gusta hacer en tu tiempo libre? ¿Qué cosas hacen que te sientas orgulloso? Hacer una lista con tus respuestas puede ayudarte a visualizar mejor tus verdaderos intereses. Recuerda que esas decisiones, aunque sean pequeñas como qué película ver o comida pedir, construyen el tejido de tu vida. Ayudan a garantizar que cada elección que hagas esté alineada con tu corazón.

Hablemos sobre la **agencia personal** y cómo puede cambiar tu vida de maneras que nunca imaginaste. La agencia personal es tu capacidad de actuar independientemente y tomar control de tus propias decisiones. Piénsalo como manejar tu propio barquito en un vasto mar de posibilidades. Te permite liberarte de esos patrones familiares que quizás has seguido sin cuestionar.

Tener agencia personal, sin embargo, requiere **esfuerzo**. No es solo decidir por ti mismo, sino también ir en contra de expectativas ajenas. ¿Te ha pasado sentirte atrapado en una carrera o relación solo porque eso era lo "correcto"? Al reconocer tu agencia personal, descubres que puedes replantear tu camino. Empiezas a vivir con intenciones y tu vida se empieza a parecer más a tus sueños que a una serie de deberes. Hazle caso a esas intuiciones y decide desde tu propio conocimiento y felicidad. No desde la presión externa.

Para simplificar tus decisiones diarias y asegurarte de que estás eligiendo empoderadamente, te presento una técnica: la **Matriz de Toma de Decisiones**. Este método puede ayudar a aclarar lo que realmente quieres. A veces, mirar todas tus opciones a la vez ayuda a reducir la ansiedad y hacer la mejor elección posible.

¿Cómo hacer la Matriz de Toma de Decisiones? Primero, crea una tabla con varias columnas y filas. Enumera tus opciones en las filas inferiores. Arriba, pon tus criterios principales—cosas que valoras como tiempo, dinero, felicidad, etc. Luego, asigna un valor a cada opción según cómo cumple con cada criterio. Al final, suma los valores. Es sencillo y visual. En estos momentos de gran estrés, tener una manera clara y práctica de evaluar puede ser una mano amiga.

Así vemos cómo unir el verdadero yo, la agencia personal y una técnica fácil pueden transformar tu manera de tomar **decisiones**. Aprender a tomar decisiones que se alinean con tus valores se convierte en una realidad manejable. Es posible desmantelar esos patrones familiares y viejas inercias que te dirigen sin que te des cuenta. Más allá de cambiar una sola decisión, comienzas a liberarte desde la raíz.

Entonces, el resultado es vivir una vida más fiel a ti, con decisiones que no solo cumplen con lo que esperas de la vida, sino que realmente nutren tu **esencia**. Responde esa voz dentro de ti—tus elecciones son el eco de tu **alma**.

Ejercicio Práctico: Declaración de Empoderamiento Personal

Vamos a trabajar en algo **poderoso**: tu declaración de empoderamiento personal. Este ejercicio es una herramienta práctica para recuperar tu **poder** y crear un cambio significativo en tu vida.

Reflexiona sobre tus valores fundamentales y deseos auténticos. Tómate un momento. Piensa en lo que realmente importa.

¿Honestidad? ¿Amor propio? ¿Libertad? Todos tenemos esos valores que nos definen. No tienes que tenerlos claros desde el principio; deja que fluyan. Lo importante es ser sincero contigo mismo y escribir aquello que resuene contigo de verdad.

Con esto en mente, pasamos al siguiente paso.

Una vez tengas claras tus prioridades, es el momento de identificar dónde quieres recuperar ese poder.

Identifica áreas de tu vida donde quieres recuperar **control**. Aquí es donde echas un vistazo a esos espacios en los que sientes que te hace falta dominio. Relaciones, trabajo, decisiones personales. Piensa en esas situaciones donde sientes que tu voz, tus deseos, se ven eclipsados. Esas son las áreas donde podemos empezar a trabajar juntos una declaración clara y fuerte.

Con estas áreas identificadas, vamos a plasmarlas.

Aquí es donde entra en juego la **creatividad**.

Escribe una declaración que encapsule tu compromiso con el empoderamiento personal. Este no es un ejercicio escolar. No hay respuestas correctas o incorrectas. Imagina una frase que puedas repetirte a ti mismo y que te recuerde tu fuerza. "Me comprometo a valorarme y poner límites sanos" podría ser un ejemplo. Lo esencial es que cada palabra resuene como un recordatorio de tu capacidad para tomar las riendas de tu vida.

Con tu declaración en mente, llevamos esto un paso más allá.

Después de escribirla, la convertimos en realidad.

Crea una lista de **acciones** específicas que apoyen tu declaración de empoderamiento. La declaración queda muy bien en el papel, pero necesitas acciones concretas para hacerla tu realidad diaria. Si tu declaración es sobre poner límites, tal vez una acción sería aprender a decir "no" sin culpa. O reservar tiempo para ti y tus hobbies. Este paso es fundamental para que tu declaración se vuelva parte de tu día a día.

Pero no estás solo en esto. Compartir te ayudará mucho.

Una buena idea es buscar apoyo.

Comparte tu declaración con un **amigo** de confianza o una persona de apoyo. Compartir lo que has escrito con alguien en quien confíes sirve para comprometerte con tu camino. Este amigo puede ofrecerte perspectiva, recordarte tus avances y echarte una mano cuando sientas flaquear.

Al compartirlo, su poder se multiplica.

Un apoyo constante puede hacer la diferencia.

Exhibe tu declaración en un lugar **visible** como recordatorio diario. Tener enfrente tus metas y compromisos funciona como un ancla. Puedes colocar tu declaración en el espejo del baño, pegarla en la nevera, o incluso en la pantalla de tu teléfono. Ver esas palabras todos los días reforzará tu compromiso y te dará fuerzas cuando encuentres obstáculos.

Y esto no es algo que harás una vez y jamás otra.

Tu declaración también evoluciona contigo.

Revisa y actualiza tu declaración regularmente a medida que crezcas y **evoluciones**. Cambiamos constantemente, y está bien que nuestras metas y valores también lo hagan. Tal vez dentro de unos meses o años, veas que tus prioridades se han ajustado, y está perfecto tomarte el tiempo para volver a este ejercicio y hacer los cambios necesarios. Actualizar tu declaración asegura que siempre refleje quién eres en ese momento, empujándote hacia adelante en tu viaje de empoderamiento personal.

Este ejercicio es una oportunidad para **transformar** cómo te ves y cómo enfrentas el mundo. No tengas prisa. Tómate el tiempo de hacer cada paso con corazón y mente abierta. ¡El poder está en ti!

En conclusión

Este capítulo te ha ofrecido **herramientas** prácticas y efectivas para recuperar tu **poder** personal como sobreviviente de trauma. Te ha guiado a través de técnicas esenciales para **comunicarte** de manera asertiva, identificar patrones de comportamiento autodestructivos, y tomar **decisiones** alineadas con tus valores. Recuerda que aplicar estos conocimientos puede ayudarte a **transformar** significativamente tu vida.

En este capítulo has visto la importancia de la comunicación asertiva para expresar tus necesidades y límites, cómo reconocer tendencias complacientes que nacen del trauma familiar, estrategias para construir **autoconfianza** y confianza en ti mismo, el concepto de "autoeficacia" y su papel en el **empoderamiento** personal, así como técnicas para tomar decisiones que se alineen con tu auténtico yo y valores.

Para lograr una verdadera transformación, aplica los aprendizajes abordados en este capítulo a situaciones cotidianas. Escribe tus declaraciones de empoderamiento personal, ajusta tus comportamientos complacientes y fortalece tu autoeficacia con pasos pequeños pero constantes. Si te esfuerzas en integrar estas **estrategias**, no solo promoverás tu propio bienestar, sino que también iniciarás un camino hacia una vida más auténtica y empoderada. ¡Es momento de dar esos pasos hacia tu transformación personal!

Capítulo 12: Abordando la separación y los patrones de relación

¿Alguna vez te has **preguntado** por qué repites los mismos errores en tus **relaciones**? Yo también, y este capítulo existe exactamente por eso. Quiero que sepas que lo que vas a leer puede **cambiar** no solo cómo ves tus relaciones, sino cómo te ves a ti mismo.

Primero, vamos a entender cómo las **separaciones** tempranas te afectan sin que te des cuenta. Luego, te ayudaré a identificar el **lenguaje** central de tus relaciones. Te prometo que descubrirás cosas sorprendentes. Después, curaremos esas **heridas** de apego que, aunque no lo creas, siguen doliendo.

Pero eso no es todo. Hablaremos de cómo crear **patrones** de relaciones más saludables. Y terminamos con un **ejercicio** práctico... algo que podrás llevar a cabo por tu cuenta para analizar tus patrones de relación.

Te garantizo que este viaje será revelador y transformador. ¿Estás listo para empezar? Prepárate para sumergirte en un mundo de autoconocimiento y crecimiento personal. No te preocupes si algunas partes te resultan difíciles; es normal sentirse un poco incómodo cuando exploramos nuestro interior. Lo importante es que estás dando el primer paso hacia relaciones más sanas y satisfactorias. ¡Vamos allá!

Comprendiendo los Impactos de la Separación Temprana

Cuando te **separas** de tus cuidadores a una edad temprana, las cicatrices pueden quedarse contigo por mucho tiempo. Aunque no lo creas, esas experiencias tempranas influyen mucho en tus relaciones adultas. Imagina lo que es crecer sin sentir esa protección constante; se queda como un eco en tu mente y corazón. Puede generar incertidumbre y, peor aún, la incapacidad de confiar plenamente en los demás.

Sin esa base de **vinculación** segura, a menudo luchas con cuestiones de confianza. Constantemente te preocupas por ser abandonado o rechazado. Y no es raro que muestres comportamientos evasivos o pegajosos en tus relaciones amorosas. Incluso, puedes llegar a sabotearlas sin darte cuenta... buscando protección a la misma vez. Esa experiencia temprana condiciona cómo verás y manejarás la intimidad en tus relaciones futuras.

Pasemos a algo clave para entender esto mejor: la "**teoría** del apego". Esta teoría, desarrollada por el psicólogo John Bowlby, te abre los ojos a cómo tus experiencias con tus primeros cuidadores forman patrones en tus relaciones. Si tienes un apego seguro, es más probable que tengas relaciones sanas y equilibradas en tu vida adulta. Pero si ese apego es ansioso o evasivo, empiezan los problemas.

¿Te suena esto? La fortaleza de esta teoría radica en mostrar que puedes cambiar esos patrones negativos. Eso sí, necesitas entender y reconocer cómo comenzaron. Aquí es donde la **sanación** del trauma familiar entra con fuerza. Con esas herramientas, puedes empezar a reconfigurar tus sentimientos y experiencias, trabajando para superar el miedo al abandono, aprender a confiar más, y alcanzar intimidad emocional sin sentirte vulnerable.

Entonces, para pasar a lo práctico, pensemos en lo que llamamos la "Evaluación del Impacto de la Separación"… Una herramienta valiosa que ayuda a identificar esas experiencias tempranas y cómo moldean tus relaciones ahora. Todo empieza por traer esos recuerdos a la superficie. A veces, sólo necesitas sentarte un rato contigo mismo y **reflexionar**. ¿Tus experiencias de separación te hicieron sentir no deseado o menos preciado?

Haz una lista de esos eventos que crees que afectaron tus relaciones actuales:

• Revisa tus primeras despedidas importantes o mudanzas.

• Recuerda descuidos o prolongadas ausencias de tus cuidadores.

• Analiza tu ansiedad recurrente en las separaciones cotidianas.

Sacar estos eventos a la luz te da voz y, sobre todo, **control**... te ayuda a percibir patrones y darle nombre a ese torbellino que has llevado dentro durante años. E incluso, es útil pensar sobre ello mientras conversas con alguien de confianza, un terapeuta o escribes tus pensamientos en un diario.

Una vez que has identificado esos impactos y experiencias principales, será más fácil reconocer cuándo y cómo esos temas aparecen en tu vida diaria. Porque una vez te haces consciente de algo, te pones en camino a la sanación por ti mismo. Así podrás desarrollar nuevas **estrategias** para gestionar tus relaciones, liberarte de la ansiedad y el resentimiento acumulado en tu vida diaria.

Las **conexiones** son vitales para tu felicidad, saber de dónde vienes y cómo te afecta hace una diferencia impactante. Solo así, forjarás relaciones más sólidas, estables y, sobre todo, sanas. No estás solo en este proceso y créeme… al reconocer y trabajar en esto, verás un gran cambio en cómo te relacionas contigo mismo y con los otros.

Reconociendo el Lenguaje Fundamental de las Relaciones

Vamos a hablar de cómo **reconocer** esos temas y patrones recurrentes en tus relaciones románticas. A veces, sientes que terminas con el mismo tipo de persona una y otra vez, ¿verdad? Es como si estuvieras atrapado en un ciclo sin fin. Pero, ¿cómo podrías hacer algo diferente si ni siquiera puedes ver cuáles son estos patrones en primer lugar? Aquí te lo explicaré.

Primero, presta atención a esas frases y **sentimientos** que parecen repetirse con cada pareja. Tal vez te sientas siempre desatendido o constantemente acabes buscando la aprobación. Es como ver la misma película una y otra vez, solo que con actores diferentes. Puedes empezar llevando un diario y anotando tus pensamientos y emociones después de interacciones importantes con tu pareja. Esto te ayudará a destacar esos momentos claves donde puedes detectar patrones.

A continuación, tenemos el concepto de "compulsión a la repetición." Suena complicado, pero no te preocupes. Básicamente, significa que repites inconscientemente las mismas elecciones de pareja basadas en **experiencias** pasadas no resueltas. Podrías estar reviviendo situaciones de tu infancia, buscando reparar algo que quedó roto. Es como si tu mente estuviera atrapada tratando de salir de un laberinto.

Puede que te des cuenta de que siempre eliges personas con el mismo carácter o **comportamientos**. Quizás buscas parejas que reflejan algún aspecto de tu relación con tus padres o cuidadores. Cuando te das cuenta de esto, empiezas a ver cómo todo encaja, y puedes tomar decisiones más conscientes en tus relaciones.

Y aquí llega el ejercicio clave: el mapeo de "Patrones de Relación." Es muy útil para visualizar tus dinámicas recurrentes. Imagina tener un mapa de tus relaciones pasadas, donde puedes marcar esos caminos por los que siempre acabas viajando. Empieza dibujando un círculo grande en un papel, pon tu nombre en el centro. Luego, escribe los nombres de tus exparejas alrededor del círculo, trazando líneas para conectar momentos significativos entre ellos y tú.

Subraya las emociones y situaciones comunes, como la dependencia emocional o la falta de **comunicación**. Ver estos patrones en papel te dará una claridad tremenda. Y no necesitas ser un artista. Lo importante es que puedas conectarte visual y emocionalmente con tus experiencias pasadas.

Finalmente, al reconocer estos patrones y conceptos, se abre una puerta al **cambio**. No es fácil romper con esas viejas costumbres, pero es totalmente posible. Imagina una vida donde tomas decisiones desde un lugar de amor propio y consciencia, sin cargar el equipaje del pasado.

Así puedes comenzar a identificar los momentos en que te sientes atraído por los mismos rasgos de siempre y tomar un paso atrás. Reflexiona si realmente quieres repetir esa historia o si estás listo para escribir un nuevo capítulo. Comprender por qué haces lo que haces te da la libertad para elegir diferente. ¡Vas a darte cuenta de que puedes formar relaciones más sanas y **enriquecedoras**!

Resumiendo, identificar esos temas y patrones en tus relaciones comienza con prestar atención a tus sentimientos y escribir tus experiencias. Luego entiendes la compulsión a la repetición, y terminas con un ejercicio visual que te ayudará a ver todo más claro. ¡Hazlo sin miedo y **transforma** tu vida amorosa!

Sanando las Heridas del Apego

Hablar de **sanación** de los estilos de apego inseguro puede parecer complicado, pero en realidad hay algunas estrategias sencillas que puedes implementar. Primero, ten en cuenta que los estilos de apego se forman durante la infancia, pero con **ganas** y determinación, puedes cambiarlos. Puedes trabajar en comprender cómo estos patrones te afectan hoy. Por ejemplo, ¿tiendes a evitar la intimidad porque tienes miedo de que la otra persona te abandone? O quizás, ¿te aferras tanto a tus relaciones que sofocas a tus seres queridos? Ser consciente de esto es el primer paso.

Entonces, ¿qué puedes hacer? Una técnica efectiva es el autoanálisis. ¿Has intentado mantener un **diario**? Anota tus emociones, tus miedos, todo lo que sientes respecto a tus relaciones. Así, puedes identificar patrones y, una vez identificados, comenzar a trabajar en cambiarlos. Eso sí, no es algo de la noche a la mañana. Requiere tiempo y, a veces, ayuda profesional.

Otra estrategia es la terapia de pareja o individual. Es valioso tener un profesional guiándote, alguien que vea las cosas desde fuera. Ellos pueden ofrecerte herramientas y ejercicios prácticos para mejorar tu estilo de apego. Considera también talleres de desarrollo personal, ahí aprenderás de las experiencias de otros y, a la vez, disfrutarás de un entorno seguro para practicar nuevas formas de relacionarte.

Pero no todo es blanco y negro. Necesitas trabajar en tu percepción de ti mismo y de los demás. Esto lleva tiempo, pero paso a paso alcanzarás la **estabilidad** emocional que tanto deseas.

Pasando a otro punto importante, hablemos del concepto de "apego seguro adquirido". Esto no es ciencia de cohetes, es algo que todos pueden lograr con un poco de esfuerzo. Un apego seguro adquirido es simplemente aprender comportamientos saludables para las relaciones a través de experiencias positivas con otros.

Primero, identifica personas seguras en tu vida. Puede ser un amigo de confianza, un mentor o tu pareja. Pasa tiempo con ellos y observa cómo te tratan y cómo te sientes con ellos. Estas experiencias construyen una base emocional positiva que puedes replicar en otras áreas de tu vida.

Luego, **comunica** tus necesidades y escucha las de los demás. Esto suena fácil pero, créeme, requiere práctica. Ser abierto y honesto, pero a la vez respetuoso y empático, es fundamental. También, aprender a estar presente en el momento sin dejar que los traumas del pasado nublen tu juicio.

Por último, trabaja en tu capacidad de regular tus **emociones**. Meditar, practicar la respiración consciente y hacer ejercicio regularmente puede ayudar a que mantengas la calma y actúes de manera reflexiva en lugar de reactiva.

Finalmente, llegamos a la visualización de la "Base Segura". Visualizar puede ser muy potente, ayuda a tu mente a crear sensaciones de seguridad y confort, aun cuando la realidad sea distinta. Este ejercicio te ayudará a mejorar tu sensación de estabilidad emocional íntimamente conectada con el apego seguro.

Cierra los ojos e imagina un lugar donde te sientas completamente **seguro**. Puede ser real o imaginario. Pasa unos momentos detallando este lugar en tu mente. ¿Qué ves? ¿Qué hueles? ¿Qué escuchas? ¿Dónde estás? ¿Con quién estás? Deja que tu mente explore las sensaciones positivas que florecen en esa "base segura". Cada vez que te sientas ansioso en una relación, vuelve a este lugar en tu mente para restaurar tu sentir de tranquilidad y seguridad.

Existen múltiples caminos para sanar las heridas del apego. Aunque puedan parecer pequeños pasos, día a día irás construyendo una versión más segura y estable de ti mismo. Hacer el **trabajo** no es sencillo, pero con práctica y determinación, tu capacidad para sanar y tener relaciones saludables mejorará significativamente.

Creando Patrones de Relaciones Saludables

Formar y mantener **relaciones** saludables puede ser un reto, pero es crucial para tu bienestar emocional. Muchas veces, repites patrones familiares sin darte cuenta, y esto puede llevar a relaciones desequilibradas. Por eso, aprender técnicas sencillas puede ayudarte a crear vínculos más fuertes y positivos.

Primero, es necesario considerar tus necesidades y límites. Debes expresar claramente lo que quieres y lo que no estás dispuesto a tolerar. Hablar con **honestidad** y escuchar activamente son claves para evitar malentendidos y conflictos. Además, es útil identificar patrones viejos y trabajar para cambiarlos. Por ejemplo, si siempre evitas confrontaciones porque temes el conflicto, intenta enfrentar estos momentos con calma y claridad.

Otra técnica es el manejo de las **expectativas**. No esperes que la otra persona sea perfecta. Todos cometemos errores, y ser comprensivo y paciente ayuda a construir una relación más resiliente. Asimismo, establecer y respetar tiempos personales es vital. A veces, pasar demasiado tiempo juntos puede causar roces innecesarios. Dar espacio para que ambos desarrollen sus propios intereses individuales refuerza la conexión.

Pasando a otro aspecto importante: la "**diferenciación**". Se trata de mantener tu identidad propia dentro de una relación. Es la habilidad de estar emocionalmente conectado sin perder de vista quién eres y qué quieres. A veces, es fácil caer en la dependencia emocional, donde tus emociones y acciones dependen completamente de la otra persona. Pero, la diferenciación permite una relación más saludable.

La diferenciación no significa alejarse, sino encontrar un equilibrio. Te permite expresar tus pensamientos y **sentimientos** sin temer el rechazo. Por ejemplo, si siempre haces lo que tu pareja quiere y nunca expresas tus deseos, podrías sentirte resentido más tarde. Aprender a decir "no" de manera asertiva fortalece tu autoestima y la relación.

Imagina que es como una danza: ambos bailan juntos, pero con sus propios pasos. Este equilibrio permite enfrentar desafíos juntos sin perder la individualidad. Practicar la autoconciencia y reflexionar sobre tus acciones puede ayudarte a mantener esta diferenciación sin generar distancia.

En cuanto al "**Acuerdo** de Relación", es una herramienta práctica para establecer expectativas claras y límites. No es un documento formal, sino un entendimiento entre ambas partes. Ayuda a generar transparencia y minimizar conflictos futuros. En este acuerdo, pueden incluir puntos sobre comunicación, responsabilidades y tiempos individuales. Por ejemplo: "Nos comprometemos a hablar sobre cualquier malentendido en lugar de guardarlo".

Este tipo de ejercicio puede parecer raro al principio, pero a la larga, mejora la claridad y armonía en la relación. Cuando ambos saben lo que se espera y cuáles son los límites, se reduce la incertidumbre y las suposiciones incorrectas.

Ahora, conecta esto con la importancia de ajustar tus actitudes y **comportamientos** en casa. Si ambos miembros de la relación se sienten escuchados y valorados, es menos probable que se desencadenen patrones tóxicos. Cada miembro puede ver el Acuerdo de Relación como una guía que señala sus compromisos y decisiones mutuamente aceptadas.

Entonces, ¿cómo empiezas? Siéntate con tu pareja y hablen abiertamente sobre lo que valoran y necesitan. Anoten los puntos clave y revisen el acuerdo regularmente. Así, ambos pueden hacer ajustes cuando sea necesario. Esto no solo mejora la relación, sino que también crea una dinámica de respeto y cooperación constante.

Finalmente, recuerda que estos pasos llevan tiempo. No se dan de la noche a la mañana, pero con paciencia y **esfuerzo**, es posible cultivar relaciones equilibradas y saludables. Cada pequeña mejora influye positivamente en tu bienestar emocional y en la calidad de tus interacciones.

Ejercicio Práctico: Análisis de Patrones de Relaciones

¿Te has preguntado por qué algunas de tus **relaciones** tienen finales similares? Vamos a hacer un ejercicio interesante sobre esto.

El primer paso es hacer una lista de tus relaciones románticas significativas y sus resultados. Pregúntate con quién estuviste, cuánto duraron y cómo terminaron. Este ejercicio es crucial para entender tus **preferencias**, las dinámicas que se repiten, y los desenlaces. Escribir todo en un papel te dará una pintura clara de tus historias pasadas. Recuerda, cada relación, buena o mala, nos enseña algo.

Anota cada detalle, por más pequeño que parezca. Quizás pienses que una relación corta no merece mucha atención, pero a veces son las pequeñas experiencias las que revelan más sobre nosotros. Esas historias breves pueden tener **patrones** escondidos. Tal vez te des cuenta de cómo ciertos comportamientos se repiten, o cómo siempre acabas con el mismo tipo de persona.

Así que primero, agarra un papel y apunta:

• Relaciones (nombres opcionales)

• Duración

• Cómo terminaron

Terminada la lista, seguimos al segundo paso. Aquí, buscamos temas o patrones comunes. Tal vez se fijan ciertos **comportamientos** repetitivos. Puede ser que siempre terminas con personas que no comparten tus valores o con algo tan sutil como una falta recurrente de comunicación.

¿Te das cuenta de algún comportamiento repetitivo que a menudo resulta en los mismos problemas? Esto es súper revelador. Mirándolo bien puede ser que observes una tendencia a evitar confrontaciones o quizás siempre eliges parejas en base a la misma característica superficial. Tómate tu tiempo para internalizar estos patrones, pues son la clave para futuros cambios.

Ahora viene la parte interesante. Piensa en cómo estos patrones pueden estar conectados con tu historia **familiar**. A veces, replicamos comportamientos o elegimos personas que reflejan nuestras experiencias tempranas con la familia. ¿Tus padres tenían alguna dinámica que ves reflejada en tus relaciones? Puede ser que buscas aprobación, que evitas conflictos, o repites patrones de abandono.

Reflexionar sobre esto puede traer algunos momentos de "¡Aha!". Entender la conexión a la historia familiar no solo aporta claridad, sino que también permite una base firme desde la cual trabajar hacia el **cambio**.

El siguiente paso es elegir un patrón que desees cambiar. Tal vez es la necesidad de aprobación, de evitar conflictos, o una atracción constante hacia personas no disponibles. Decidir cuál patrón tomar como objetivo determina el enfoque en futuros pasos.

Una vez elegido el patrón, hay que desarrollar una **estrategia** para abordarlo en futuras relaciones. Si, por ejemplo, decides cambiar un patrón de evitar la confrontación, tal vez puedes proponerte hablar tus sentimientos y necesidades más claramente. O empieza a identificar señales tempranas en posibles nuevas parejas que puedan ser incompatibles con lo que deseas para una relación.

Y no se queda ahí. Practicar nuevos comportamientos que apoyen dinámicas de relación más saludables es la próxima etapa, sencilla pero efectiva. Si te propusiste comunicarte más abiertamente, intenta tener conversaciones honestas y sinceras.

Finalmente, revisa y ajusta tu enfoque regularmente a medida que obtengas nuevos **conocimientos**. Es importante no desanimarte si las cosas no cambian de inmediato. Las conductas y los patrones implican tiempo y paciencia. Ajusta tus tácticas conforme aprendes y observas.

En conclusión, entender tus patrones de relación y trabajar en ellos es un ejercicio continuo. Cambia un paso a la vez, y sigue adelante.

En conclusión

Este capítulo te **ayuda** a entender los efectos, evaluar patrones y sanar las heridas de las **relaciones**. También te ofrece **herramientas** para crear vínculos saludables en el futuro.

Has visto cómo las separaciones tempranas de los cuidadores pueden afectar tus **relaciones** adultas. Te has familiarizado con el concepto de "teoría del apego" y su importancia en la **curación** de traumas familiares. Ahora puedes identificar temas y patrones recurrentes en tus relaciones románticas.

Has aprendido **estrategias** para abordar y sanar estilos de apego inseguros, así como **técnicas** para formar y mantener relaciones equilibradas. Con estos conocimientos, estás listo para mejorar tus vínculos en el futuro.

¡Tienes el **poder** de crear conexiones más fuertes y sanas! Aprovecha lo que has aprendido y aplícalo en tu vida diaria. Recuerda que el cambio lleva tiempo, pero con **paciencia** y práctica, podrás disfrutar de relaciones más satisfactorias y enriquecedoras.

Capítulo 13: Creando un Futuro Positivo

Quizás te has preguntado alguna vez: "¿Cómo sería mi **mejor yo**?" Yo también he estado ahí, enfrentando la **incertidumbre** y buscando un camino claro hacia adelante. En este capítulo, te llevaré de la mano por un **viaje** que cambiará tu perspectiva de cómo ves y planeas tu futuro. A través de una serie de **reflexiones** y ejercicios prácticos, te invitaré a **visualizar** tu mejor versión—una versión curada y auténtica de ti mismo.

Tal vez te preocupe alcanzar una **felicidad** duradera, o sientas miedo al éxito; yo también lo he sentido. Juntos, miraremos esas barreras y encontraremos formas creativas y accesibles de superarlas. Serás guiado a explorar nuevas posibilidades, romper limitaciones autoimpuestas y alinear tus metas con tu verdadero ser. ¿Estás listo para comenzar esta **transformación**? Descubre el poder de imaginar un futuro brillante y positivo que está completamente en tus manos.

Visualizando Tu Yo Sanado

¿Te has **imaginado** cómo sería tu vida sin cargar con el peso del **trauma** familiar? Puede que al principio suene un poco extraño, pero tener una visión clara de tu yo futuro, sanado, puede ser tremendamente poderoso. Algo así como un faro en medio de la niebla, que te guía hacia un destino más brillante y tranquilo.

Aquí va un proceso sencillo para empezar. Cierra tus ojos (queda más cool, ¿no?). Piensa en cómo te sentirías si dejaras atrás el **dolor** de tu pasado. Esto no es solo un truco de sueño, es un paso fundamental. **Visualizar** a tu yo sanado actúa como un imán que, sin querer, te dirige hacia comportamientos y pensamientos que te ayudan a sanar progresivamente. Ahí es donde causa un impacto positivo en tu crecimiento personal. No subestimes el poder de tu imaginación.

Imaginar es mucho más que una fantasía pasajera. Es una especie de mapa hacia dónde quieres llegar. Cada **visualización** acerca más tu realidad a ese ideal. Cuando te visualizas sanado, es como plantar semillas que, con tiempo y cuidado, florecerán. Y cada vez que imaginas ese yo futuro, le das agua a esas semillas.

Así que, vamos al ejercicio práctico. Aquí te dejo con el ejercicio de diario "Yo Futuro".

Ejercicio de Diario "Yo Futuro"

Toma un cuaderno o tu dispositivo favorito y, en una página en blanco, coloca el título "Mi Yo Futuro". Dedica unos minutos cada día a describir, con lujo de detalle, cómo sería tu vida ideal. Pregúntate cosas como:

- ¿Cómo te sentirías emocionalmente?

- ¿Qué tipo de pensamientos tendrías?

- ¿Con quién te rodearías? ¿Qué tipo de relaciones cultivarías?

- ¿Qué actividades llenarían tus días?

- ¿Cuáles serían tus logros y orgullos?

No hace falta ser poético, sé honesto y visualiza a lo grande. Por ejemplo, podrías escribir algo como:

"Me siento en paz, despierto cada mañana emocionado por lo que el día traerá. Estoy rodeado de personas que me aprecian y a quienes aprecio profundamente. Mi diario está lleno de planes emocionantes y creativos, proyectos que nutren mi pasión. Me enfrento a los retos con valentía, sabiendo que tengo las herramientas para superarlos."

Escribe lo que se te ocurra, por muy pequeño o grande que sea. Describir tu **futuro** te ayudará a dirigir tus acciones del presente. A medida que detalles más esta visión, cada párrafo empezará a hacerse parte de tu identidad. Y así, subconscientemente, dejarás espacio para que aquellos pensamientos y comportamientos sanadores empiecen a echar raíces.

Así que, sin más rodeos, empieza a escribir tu visión hoy mismo. Con cada palabra, estarás un paso más cerca del futuro sanado que tanto ansías.

Transformar tu yo ideal en palabras es atraparlo, darle forma. Recuerda que esta es una herramienta poderosa para soltar el pasado y mirar hacia el futuro. Cada vez que regreses a tu diario y leas sobre tu yo sanado, estarás recordando y reforzando esa visión en tu mente. Es un recordatorio constante de que la **sanación** no solo es posible, sino que es un destino al que te diriges, paso a paso.

Mantente firme en tus descripciones, sueña y escribe sin miedo. Crear esta visión clara y convincente de tu yo futuro es un acto de **amor** hacia ti mismo. ¿Por qué no empezar ahora mismo?

Estableciendo Metas Alineadas con Tu Verdadero Ser

¿Has pensado en establecer **metas** que realmente apoyen quién eres en tu camino de sanación? Bueno, es súper importante. Establecer metas genuinas es clave porque te mantienen enfocado y te llevan hacia un futuro más saludable. Así que vamos a explorar algunas estrategias que pueden ayudarte a definir esas metas auténticas.

Primero, piensa en lo que de verdad te importa. Mira tus **valores**, esas cosas que son fundamentales para ti. ¿Tu familia? ¿Tu salud? ¿Tu crecimiento personal? Concéntrate en tus prioridades. Haz una lista de lo que realmente importa en tu vida. Es mucho más fácil alcanzar metas cuando están alineadas con tus valores. No se trata solo de conseguir algo por conseguirlo, sino de que esos objetivos te hagan sentir pleno y satisfecho.

Usa una técnica sencilla pero poderosa: el "¿Por qué?". Pregúntate por qué cada meta es importante para ti. Quizá quieras tener un trabajo mejor. ¿Por qué? Para tener más tiempo con tu familia. Vale, ese es tu valor clave. Esto no solo aclara tus intenciones sino que también te **motiva** a seguir adelante, incluso cuando las cosas se pongan difíciles.

Además, evita metas que no te resuenen o que solo parezcan buenas ideas de otras personas. Tu prima puede que quiera adelgazar 10 kilos, pero si para ti no es importante, deja pasar esa idea. No te dejes guiar por lo que otros esperan de ti. Sé fiel a ti mismo y define objetivos que realmente apoyen tu **crecimiento** y bienestar emocional. Pero con esto queremos introducir otra idea clave: el "establecimiento de metas basado en valores".

¿Y cómo eso ayuda en tu realización personal? Bueno, aquí es donde entra el concepto de "establecimiento de metas basado en valores". No solo se trata de alcanzar algo medido en términos de éxito social o profesional; sino decir, "esto es lo que me importa, y esto es lo que quiero conseguir".

Imagínate que tus valores fundamentales son la **creatividad** y la libertad. Ahora, si te propones objetivos que limiten esas cosas, terminarán causándote más estrés que beneficio. Pero si tus metas fomentan tu creatividad y te dan la libertad que necesitas, desarrollarás un sentido de realización que va más allá de cualquier logro superficial.

Con este enfoque, tus metas no solo son cumplibles sino también gratificantes. Te sentirás en paz y en sintonía con quien eres. No es lo mismo correr para alcanzar una meta que correr porque cada paso se siente como una celebración de tu ser. Y en esto se basa la importancia de alinear tus metas con tus valores personales—porque te ayudan a sentirte realizado y en armonía contigo mismo.

Para asegurarte de que tus objetivos realmente te apoyen, vamos a utilizar la lista de verificación "Alineación de Metas"—una simple herramienta para asegurarte de que estés en el buen camino:

- ¿Está esta meta alineada con mis valores?

- ¿Por qué deseo alcanzar este objetivo?

- ¿Esta meta me ayudará en mi camino de **sanación**?

- ¿Me sentiré satisfecho una vez que la logre?

- ¿Este objetivo permite mi bienestar emocional y físico?

Usando esta lista de verificación, puedes analizar cada uno de tus objetivos y decidir si se alinean con tu verdadero ser o si necesitan un reajuste. Si una meta no pasa esta lista, replantéatela. Es un signo de que es hora de cambiar de dirección.

Así que, mientras sigues adelante en tu camino de sanación, no olvides ajustar tus metas para que siempre resuenen con tus valores y necesidades actuales. Define objetivos claros y auténticos, y verás cuánto más fácil y **gratificante** puede ser alcanzarlos.

¡Tómate tu tiempo en descubrir y definir tus metas! Hacerlo es una inversión en ti y en tu **futuro**.

Superando el Miedo al Éxito o a la Felicidad

A veces, aunque quieras lograr cosas positivas, algo dentro de ti te frena. Por eso, es importante saber **identificar** y abordar la resistencia subconsciente al cambio positivo. Puedes pensar que quieres ser feliz o tener éxito, pero en el fondo, quizá haya algo que te haga dudar o desconfiar de esos cambios. Es como si tuvieras una vocecita interna que te dice "esto no está bien para ti".

Primero, tienes que hacer un ejercicio de honestidad contigo mismo. Observa cómo te sientes cuando piensas en cosas buenas que podrían venir a tu vida. ¿Te sientes incómodo? ¿Te vienen pensamientos sabotadores? Anota esos **sentimientos** y pensamientos. Pueden darte pistas sobre qué es lo que realmente temes. Tus creencias, a menudo arraigadas en eventos pasados, pueden influenciar cómo ves los cambios. Y claro, si esas creencias vienen de traumas familiares, aún más importante es identificarlas.

Y hablando de traumas familiares, esto se relaciona directamente con lo que se llama el "problema de límite superior". Imagínate querer alcanzar algo, pero cada vez que te acercas, algo pasa que te hace retroceder. Por ejemplo, te va bien en un trabajo, y de repente cometes un error que arruina todo. Esto no es mala suerte. Muchas veces, este "problema de límite superior" es ese freno invisible que traes desde tus **experiencias** familiares. Tal vez, de pequeño, te enseñaron que ser muy feliz era mal visto o que no debías destacar demasiado.

Detenerte a observar estos patrones y tratar de entender su origen puede ser revelador. ¿Cuál es tu "techo de cristal"? ¿Qué te hace pensar que no mereces ese bienestar o éxito?

Para enfrentar esto, necesitas proponerte **desensibilizarte** al éxito poquito a poquito. Sí, es posible. Aquí hay un ejercicio simple para aumentar tu comodidad con los resultados positivos: empieza por recordar un momento en el que te sentiste exitoso o extremadamente feliz, aunque fuera algo pequeño. Sumérgete en esa memoria y permítete sentir esas emociones otra vez. Poco a poco, empieza a **visualizar** nuevos logros a corto plazo, cosas pequeñas que puedas alcanzar en el día a día. ¿Te da miedo? Está bien. Obsérvalo, pero sigue adelante.

Haz una lista de pequeños éxitos diarios y revísala cada noche. Con cada meta alcanzada, por pequeñita que sea, tu mente se va acostumbrando a esa sensación. La clave aquí está en no abrumarte. Empieza con pequeñas metas y, cuando te sientas más cómodo, puedes ir por objetivos más grandes.

Pero oye, recuerda **respirar**. Esta es una parte importante para ir relajando tanto tu cuerpo como tu mente. Practica ejercicios de respiración rápidamente. Toma aire por cuatro segundos, mantenlo cuatro segundos, y suéltalo en otros cuatro. Notarás cómo, despacito, vas ganando en calma y claridad.

Al avanzar con estos ejercicios, te irás dando cuenta de que esas viejas creencias y miedos tuvieron sentido en su momento, pero ya no las necesitas. Eres alguien capaz de lograr aquellas cosas buenas que deseas. Solo necesitas acostumbrar tu mente y alma a estar cómodo con la idea de ser feliz o **exitoso**, libre de los viejos traumas heredados.

La suma de estos pequeños pasos te mostrará que puedes ir superando esas barreras sin prisa pero sin pausa. Y sobre todo, demostrándote a ti mismo que mereces gozar de las cosas buenas que la vida tiene para **ofrecerte**.

Explorando Nuevas Posibilidades

Después de **sanar** de los traumas familiares, es vital expandir tu sentido de lo que es posible en tu vida. Sin las limitaciones del pasado, puedes **soñar** en grande y construir un futuro lleno de oportunidades. Pero tal vez te estés preguntando, ¿cómo se logra eso?

Empieza por permitirte creer que verdaderamente puedes alcanzar lo que te propongas. Y no, no es solo un cliché; realmente es así. Una técnica útil es **visualizar** tu futuro en su máximo esplendor. Imagina tu vida en cinco o diez años, sin restricciones ni miedos. ¿Qué ves? ¿Qué estás haciendo? Es muy probable que esa visión te motive a explorar caminos que antes ni considerabas.

Imagina que deseas cambiar de carrera. Ahora tienes la fuerza y la confianza para buscar ese **empleo** que siempre has querido, o incluso iniciar tu propio proyecto. Lo importante es reconocerte como capaz de llevar a cabo cambios significativos. Nadie puede decirte hasta dónde puedes llegar, solo tú puedes dibujar los límites de tu mapa personal.

Al ampliar tu horizonte, inevitablemente topas con el concepto de "**crecimiento** postraumático". Es un tema fascinante. A diferencia de lo que muchos creen, las crisis no siempre derrumban; también pueden forjar personas más fuertes, más sabias. Este crecimiento consiste en ver cómo tus experiencias difíciles han construido una versión más robusta y resiliente de ti mismo.

¿Cómo fomentas este tipo de crecimiento? Muy sencillo: reconociendo tus logros y desarrollando una mentalidad de aprendizaje continuo. Cada obstáculo superado cuenta como un peldaño más en tu escalera personal. Mantén un diario donde registres tus avances, tus emociones y todo lo que has aprendido a lo largo del camino. Haciendo esto, podrás apreciar lo lejos que has llegado y estar más preparado para aprovechar nuevas **oportunidades**.

El mismo concepto del crecimiento postraumático se relaciona estrechamente con la técnica de lluvia de ideas llamada "Expansión de Posibilidades". Esta técnica es un método liberador para generar nuevas opciones de vida.

Siéntate en un lugar tranquilo con un papel y un lápiz, y deja volar tu imaginación. Anota cualquier idea o sueño que se te ocurra, sin filtros ni juicios. Piensa en todo lo que podrías hacer si no hubiera barreras. ¿Te gustaría ir a la universidad? ¿Deseas mudarte a otro país? ¿Quizás escribir un libro? Las posibilidades son infinitas.

Después de generar esta lista, revisa cada idea y evalúa su factibilidad. A veces, solo necesitamos ver las opciones frente a nosotros para darnos cuenta de que son más alcanzables de lo que pensábamos. Esta técnica también te ayuda a enfocarte en metas específicas y te permite trazarte un plan de acción claro y efectivo.

En fin, explorar nuevas posibilidades no es solo una tarea práctica, es una experiencia **transformadora** que te conecta con el potencial ilimitado de tu vida. Piénsalo así: cada nueva opción que consideres y persigas es un paso más hacia un futuro brillante y deslumbrante.

Anímate a romper moldes y a redefinir lo que es posible para ti. Mereces un **futuro** lleno de luz y esperanzas renovadas, libre del peso del pasado. Aquí empieza tu nueva aventura... ¿Te atreves a emprenderla?

Ejercicio Práctico: Visualización del Yo Futuro

Empecemos con algo sencillo. Primero, **encuentra** un lugar tranquilo y cómodo. Un rincón favorito de tu casa, quizás el sillón o la cama. Ahí, cierra los ojos y respira profundamente unas cuantas veces. Estamos buscando relajarnos y sentirnos bien. La paz que buscas en este ejercicio empieza aquí.

Una vez que hayas cerrado los ojos y te sientas tranquilo, pasamos al siguiente paso. **Imagínate** dentro de cinco años en el futuro. Te ves a ti mismo habiendo sanado del trauma familiar. No te preocupes si esto suena difícil; poco a poco iremos encontrando esa imagen.

Ahora, enfoca tu atención en los detalles. ¿Cómo es tu vida? ¿Dónde estás viviendo? Puede que te veas en una casa nueva, quizás con una decoración que siempre has deseado. **Piensa** en tus relaciones. ¿Con quiénes estás? Amigos, pareja, familiares... ¿qué tipo de relación tienes con ellos? También considera tus logros. ¿Qué proyectos has completado? ¿Qué metas has alcanzado?

Ahora vamos más allá. ¿Cómo te **sientes** en esta vida que has imaginado? ¿Estás feliz, en paz, lleno de energía? Trata de percibir tus emociones, cómo te sientes físicamente y también mentalmente. Este estado es lo que queremos alcanzar y mantener.

Una vez tengas una visión clara de tu futuro, es el momento de hacer una comparación. Nota las **diferencias** clave entre tu yo actual y este yo del futuro. Esto nos mostrará dónde debemos centrar nuestros esfuerzos. ¿Qué ha cambiado? ¿Tu mentalidad, tus hábitos, tu círculo social?

Después de esta reflexión interna, llega el momento de **plasmar** lo vivido. Abre los ojos y toma algo con lo que escribir. Apunta los aspectos más significativos de tu visualización. Esto lo puedes hacer en un cuaderno o en algún dispositivo electrónico. La idea es registrar lo que experimentaste, sentiste y viste. Estos apuntes te servirán de referencia.

Ya casi terminamos, pero falta un paso crucial. Es hora de **crear** una lista de pasos accionables para avanzar hacia esa visión. No hace falta hacer grandes cosas de inmediato. Pasos pequeños: quizá resolver algún conflicto familiar en un mes, adoptar un hábito saludable la semana que viene, o simplemente dar regularmente espacio para tu bienestar. No hay prisas, después de todo, estamos hablando de cinco años más adelante, ¿verdad?

Este ejercicio práctico realmente te ayudará a **trazar** tu camino. Cada paso, aunque pequeño, contribuye enormemente a esa visión más luminosa de tu futuro sin carga emocional del pasado y lleno de nuevas oportunidades.

En conclusión

En este capítulo has aprendido mucho sobre cómo puedes **construir** un futuro positivo y lleno de esperanza. Es importante **visualizar** tu futuro sanado y establecer metas que te alineen con tu verdadero yo, mientras superas miedos que puedan interponerse en tu camino. Aquí te resumo los puntos clave de una manera sencilla para que los recuerdes fácilmente:

En este capítulo has visto cómo **crear** una visión clara y convincente de tu futuro sanado. También has aprendido lo que es la "visualización del yo futuro" y su impacto en tu **crecimiento** personal. Además, has comprendido la importancia de establecer metas auténticas que apoyen tu proceso de **sanación**.

Has descubierto qué es el "problema del límite superior" y cómo se relaciona con **traumas** familiares. También has explorado métodos para expandir tu sentido de lo posible en tu vida post-sanación.

Ahora que entiendes estos puntos, te animo a aplicar lo que hemos discutido. Empieza a **visualizar** ese futuro brillante y trabaja hacia tus metas con valentía y determinación. Sigue adelante y utiliza estos **aprendizajes** para darle forma a una vida llena de posibilidades y bienestar. ¡Tienes el poder de transformar tu futuro!

Para concluir

La intención de este libro es ofrecerte una **guía** clara y aplicable para liberarte del peso del **trauma** familiar heredado, **transformar** tu relación con tu pasado, y construir un **futuro** positivo sin culpa. Has aprendido a reconocer las señales de trauma familiar presentes en tu vida, comprender cómo se transmiten estas heridas a través de generaciones, y enfrentarte a ellas con perseverancia.

En el primer capítulo, entendiste la naturaleza del trauma familiar, cómo identificar sus señales y su impacto en tu bienestar personal. Además, aprendiste sobre romper el ciclo de las heridas generacionales.

Luego exploraste la ciencia detrás del trauma heredado, centrándote en la epigenética, los efectos neurobiológicos, las respuestas al estrés y el rol del sistema nervioso autónomo.

Después te ayudé a identificar los patrones de trauma en tu familia, incluyendo el reconocimiento de la herencia emocional, descubrir los secretos y silencios familiares, y conectar tus luchas presentes con eventos pasados.

Descifraste el lenguaje del trauma heredado, encontrando temáticas recurrentes en tu vida, y reconociendo **creencias** y comportamientos heredados.

Aprendiste sobre el enfoque basado en el lenguaje central para identificar quejas, características, y descubrir traumas esenciales. También creaste tu propio mapa de lenguaje central.

Te enfocaste en liberar el bagaje emocional, reconociendo el dolor heredado y cómo soltar la culpa generacional, mientras creabas nuevos patrones emocionales.

Reconectaste con tu niño interior, abordaste tus heridas de infancia y aprendiste técnicas de reparentalización para nutrir a tu yo más joven.

Te enseñé cómo transformar relaciones familiares mediante el establecimiento de límites saludables y mejorando los patrones de comunicación.

Tratamos sobre romper creencias limitantes heredadas, retar el auto diálogo negativo, y desarrollar creencias empoderadoras.

Construiste tu **resiliencia** emocional, desarrollando estrategias de afrontamiento, fortaleciendo la regulación emocional y cultivando la autocompasión.

Te ayudé a reclamar tu poder personal a través de entrenamiento en asertividad, superando la complacencia y haciendo elecciones de vida más empoderadas.

Finalmente, hablamos de crear un futuro positivo, alineando tus metas con tu verdadero ser y explorando nuevas posibilidades. Aquí visualizaste a tu yo sanado y definiste tus objetivos.

¿Qué sigue?

Aplica las **enseñanzas** de este libro para transformar tu vida, libera esa carga de trauma ancestral y vive con ligereza y felicidad. No estás solo en este camino, cada paso que has dado te acerca a una vida más plena y auténtica. Abrazar estas técnicas permitirá que unas nuevas **oportunidades** llenas de confianza y claridad florezcan en tu vida.

Visita este enlace para obtener más información:

https://pxl.to/LoganMind

¡Únete a mi equipo de reseñas!

Gracias por leer mi **libro**. Te invito a unirte a mi **equipo** de reseñas y compartir tus **opiniones**. Si disfrutas de la **lectura**, puedes recibir una copia gratuita de mi libro a cambio de tu sincera **opinión**, ¡lo cual sería de gran **ayuda** para mí!

Cómo unirte al equipo ARC:

• Haz clic en "Join Review Team"

• Regístrate en BookSprout

• Recibe **notificaciones** cada vez que publique un nuevo **libro**

Consulta el equipo en este enlace:

https://pxl.to/loganmindteam

¡Ayúdame!

Cuando termines de leer, espero que hayas disfrutado de este viaje tanto como yo disfruté creando cada palabra y cada página.

Tu opinión es valiosísima. Cuando **apoyas** a un autor independiente, estás apoyando un sueño. Si el libro te ha satisfecho, por favor considera dejar una opinión honesta.

• Las **opiniones** honestas ayudan a guiar a otros lectores en sus elecciones.

• Tu **voz** tiene un impacto enorme y solo te toma unos segundos compartir tu experiencia.

• Con tus **sugerencias**, puedo seguir mejorando. Si tienes alguna, me encantaría escucharlas a través del email que encontrarás en el siguiente enlace.

También puedes escanear el código QR para encontrar el enlace después de seleccionar tu libro.

Al **compartir** tu opinión, no solo estás apoyando mi trabajo; también **inspiras** a otros a descubrir nuevas historias.

Visita este enlace para dejar una opinión:

https://pxl.to/9-hthfft-lm-review

www.ingramcontent.com/pod-product-compliance
Lightning Source LLC
Chambersburg PA
CBHW050238120526
44590CB00016B/2141